# DIE WUNSCHKIND DIÄT

*Dr. med. Wilfried Feichtinger / Gertrud Reiger*

# DIE WUNSCHKIND DIÄT

## JUNGE ODER MÄDCHEN

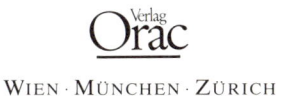

Verlag Orac

WIEN · MÜNCHEN · ZÜRICH

Die Mineralsalz-Zusammensetzungen auf den Seiten 101 bis 105 und 171 bis 175 wurden nach dem Bundeslebensmittelschlüssel und dem ernährungswissenschaftlichen Programm EBP berechnet. Für die Bereitstellung dieses Programms danken wir der Firma Dato-Denkwerkzeuge, Wien, und insbesondere Herrn Bernd Maierhofer.

ISBN 3-7015-0237-4
Copyright © 1991 by Verlag Orac im Verlag Kremayr & Scheriau, Wien
Alle Rechte vorbehalten
Schutzumschlag und grafische Gestaltung: Gerti Gnan
Foto auf dem Schutzumschlag: The Image Bank, Elyse Lewin
Lektorat: Barbara Köszegi
Satz und Film: inter-letter, Wien
Druck und Bindearbeiten: Wiener Verlag, Himberg bei Wien

# INHALT

# EINLEITUNG

Die Menschen haben sich seit jeher mit der Frage beschäftigt, ob und wie das Geschlecht ihrer Kinder zu beeinflussen wäre. Allerdings hatte man früher — bis vor gar nicht allzu langer Zeit — höchst unklare Vorstellungen davon, wie Kinder überhaupt entstehen, dementsprechend abenteuerlich waren auch die Theorien, die dazu entwickelt wurden. Dies gilt natürlich erst recht für die Frage nach den Einflüssen, die dazu führen, daß ein Knabe bzw. ein Mädchen gezeugt wird. Die Ratschläge, die man Männern bzw. Frauen gab, die ein Kind eines bestimmten Geschlechts zeugen wollten, reichten vom Abbinden eines Hodens bis zur Empfehlung, während des Koitus bestimmte Gebete oder Gesänge zu rezitieren. Diese — und viele andere — Methoden, die teils auf reinem Aberglauben beruhen, teils klassische „Hausmittel" der Volksmedizin sind, haben gemeinsam, daß sie alle nicht besonders erfolgversprechend sind. Es war in der Regel mehr dem Zufall zuzuschreiben, wenn dann wirklich das Kind mit dem „richtigen" Geschlecht zur Welt kam.

Bei der Wunschkind-Diät, die wir in diesem Buch präsentieren, liegen die Dinge anders. Die Diät basiert auf der Erkenntnis, daß das Geschlecht des Kindes u. a. auch dadurch beeinflußt wird, wie die Frau sich in der Zeit vor der Empfängnis ernährt, genauer gesagt, welche Mineralsalze sie zu sich nimmt.

Bei strikter Befolgung der Prinzipien, die dieser Diät zugrunde liegen, beträgt die Erfolgsrate rund 80 Prozent, das haben zahlreiche wissenschaftliche Untersuchungen bestätigt.

Freilich, eine hundertprozentige Erfolgsgarantie gibt es auch hier nicht. Die Natur läßt sich nun einmal nicht ganz dem Willen des Menschen unterwerfen, zu viele Faktoren und Einflüsse sind hier am Werk. Aber der Versuch lohnt sich auf jeden Fall, insbesondere, da diese Diät nicht, wie viele andere Methoden zur Geschlechtsfestlegung, mit mühsamen und aufwendigen medizinischen Prozeduren verbunden ist, die vielfach auch massiv in die spontane Sexualität des Paares eingreifen.

Je nachdem, ob das Wunschkind ein Junge oder ein Mädchen sein soll, ist eine andere Diät zu befolgen. Beide werden in diesem Buch ausführlich beschrieben, mit einem Vier-Wochen-Diätplan und genauen Rezeptangaben für alle Speisen und Getränke. Die Diät ist leicht zu befolgen, die Gerichte schmecken köstlich und sind gesund — kurzum, hier eröffnet sich eine erfolgversprechende und problemlos anzuwendende Möglichkeit, das Geschlecht des zukünftigen Kindes zu beeinflussen.

# WO KOMMEN DIE KLEINEN KINDER HER?

## WAS SCHON DIE ALTEN GRIECHEN WUSSTEN

Erste wissenschaftliche Untersuchungen über die menschliche Fortpflanzung stammen von den alten Ägyptern (um 2000 v. Chr.). Sie erkannten beispielsweise die Bedeutung der Hoden für die Fortpflanzung und wußten auch, daß es bei Kastration zu einer Lustverminderung und zu Sterilität kommt, daß also kastrierte Männer keine Kinder zeugen können.

Die alten Griechen beschrieben die Frau als „die Ernährerin des Eies" und den Mann als „die Quelle genetischer Charakteristika", d. h. als jenen, der die Erbsubstanz weitergibt. Die Griechen erwarben sich überhaupt einiges Wissen vom menschlichen Körper. Da die Verstorbenen nicht angetastet werden durften, sezierte man Tiere und zog daraus Analogieschlüsse für den menschlichen Körper. Da die Griechen keine Menschen sezierten, vermischten sich Phantasie und Wahrheit. Sie hatten oft falsche, weil nicht durch Beobachtungen erhärtete Vorstellungen vom menschlichen Körper.

Der griechische Philosoph Anaxagoras (500—428 v. Chr.) vermutete, daß Spermien aus dem rechten Hoden männliche und jene aus dem linken Hoden weibliche Nachkommen produzieren würden, und er schlug daher als Methode für die Geschlechtsbeeinflussung das Abbinden eines Hodens vor. Diese Methode wurde in der Folge bis ins späte 18. Jahrhundert (!) angewandt. Im 18. Jahrhundert noch ließen sich französische Adelige den linken Hoden entfernen, was ihnen einen männlichen Erben garantieren sollte.

Was vor dem 17. Jahrhundert über die Fortpflanzung des Menschen bekannt war, ist in wenigen Worten gesagt: Die Säugetiere und der Mensch kriechen nicht aus einem Ei wie die Vögel, die Reptilien und die Fische; das Produkt der Empfängnis entwickelt sich im Hohlraum der Gebärmutter, und wenn die Tragzeit zu Ende ist, dann wird der Fötus aus dem mütterlichen Organismus ausgestoßen. Man wußte, daß der Mann Samen abgibt, und dachte, daß auch die Frau irgendeine Art von Samen produziere, vielleicht im Menstruationsblut. Wenn diese beiden Samen sich mischen, so dachte man, entsteht ein Embryo, der dann die Form eines Föten bekommt. Seit Empedokles von Agrigent (um 500 v. Chr.), Hippokrates und sogar Aristoteles war das die vorherrschende

Vorstellung. Galen (129 bis 199 n. Chr.), der Leibarzt des römischen Kaisers Marc- Aurel, kam durch das Sezieren von Affen auf die Idee, daß der weibliche Samen in den weiblichen Geschlechtsdrüsen, d. h. den „weiblichen Samendrüsen" oder „weiblichen Hoden", entstehen müsse. So war man also vor dem 17. Jahrhundert der Ansicht, daß der Embryo durch die Vermischung der Samen des Mannes und der Samen der Frau entstehe, wobei diese Samen in den männlichen bzw. weiblichen Samendrüsen gebildet werden.

Im 17. Jahrhundert kam es dann zu einer Revolution in der Medizin. Es wurden gigantische Fortschritte auf dem Gebiet der Anatomie und Physiologie gemacht. So entdeckte z. B. der berühmte englische Anatom William Harvey 1628 den Blutkreislauf, und er war auch der erste, der bei Vergleichen von Vogel- und Säugetierembryonen auf den Gedanken kam, daß jedes Lebewesen aus einem Ei stammt und daß der Reproduktionszyklus überall der gleiche ist (Über die Fortpflanzung, 1651).

Drei Männer waren es, die schließlich die Fortpflanzungsorgane und deren Produkte entdeckten: Der Däne Stenon erkannte, welche Rolle die Eierstöcke spielen, der Holländer Reinier De Graaf erkannte die Funktion der Eizelle, und sein Landsmann Leeuwenhoek fand das Spermatozoon, den Samenfaden.

Zuerst kam man dahinter, wie die Fortpflanzungsorgane beim Tier funktionieren: Nicolas Stenon zog aus Untersuchungen bei Fischen, die lebendige Junge zur Welt bringen, 1667 den Schluß, daß die „Samendrüsen" oder „Hoden" der Frauen den Eierstöcken bei diesen Tieren entsprechen und daß diese weiblichen Hoden ihre „Samen" zur Gebärmutter hin ableiten. Fünf Jahre nach Stenon beschrieb 1672 Reinier De Graaf (1641—1672) flüssigkeitsgefüllte Bläschen im Eierstock und bezeichnete sie als Eier. Wenn diese weiblichen Hoden mit Follikeln, so meinte er, Eier hervorbringen, dann muß man sie Eierstöcke nennen. Aufgrund dieser Entdeckungen gelangte man zu der Vorstellung, daß der Fötus sich aus dem Ei entwickelt; dem männlichen Samen kam dabei nur mehr die Rolle eines Stimulus für die Entwicklung des Eis zu.

Im Jahre 1677 entdeckte Van Leeuwenhoek (1632—1723) unter dem Mikroskop bewegliche, also lebendige, winzige „Tierchen" im Sperma des Mannes, dann auch im Sperma sämtlicher männlicher Tiere. Diese „Sperma-Würmer" nannte man später Spermatozoen. Leeuwenhoek und seine Mitarbeiter stellten sich vor, daß im Sperma-Wurm der Organismus des Embryos schon irgendwie vorgeformt sei, daß dieser „Homunculus" sich dann im Ei nähre. Während nach der einen Theorie die Eierstöcke die Hauptrolle spielten, waren es bei der anderen die Spermatozoen. Beide Vorstellungen standen sich diametral gegenüber, und im 17. Jahrhundert konnte der Widerspruch auch nicht gelöst werden. Das Stadium abstrakter Vorstellungen vom Zusammenkommen zweier Samen war indes überwunden und das Problem der Befruchtung in der richtigen Weise dargestellt.

# WIE JUNGEN UND MÄDCHEN WIRKLICH ENTSTEHEN

Heute ist die Frage nach der Fortpflanzung des Menschen endgültig geklärt. Die Befruchtung findet beim Menschen im Eileiter statt. Auf dem Eierstock (Ovar) bildet sich ein sprungreifes Eibläschen (Follikel), das ist eine flüssigkeitsgefüllte, runde Höhle, in welcher das mikroskopisch kleine Ei (0,33 mm im Durchmesser) heranreift. Gleichzeitig werden Hormone produziert, die in der Gebärmutter die Schleimhaut aufbauen und diese so zur Aufnahme eines befruchteten Eies vorbereiten; außerdem öffnen sie auch den Muttermund und bewirken die Produktion von viel glasklarem Schleim. Durch diesen Schleim können die Spermien in der Zyklusmitte — und nur zu diesem Zeitpunkt — in die Gebärmutter der Frau und damit auch in die Eileiter eindringen. Die Befruchtung findet im Eileiter statt. Wenn es in der Zyklusmitte zum Geschlechtsverkehr und zur Ejakulation von Samen in die Scheide kommt, können zahlreiche Spermien relativ rasch (in ca. 20 Minuten) durch diesen glasklaren Schleim in den Eileiter gelangen. Dort bleiben sie mehrere Stunden, ja bis zu zwei Tagen lebensfähig. Beim Eisprung platzt das Eibläschen auf dem Eierstock, die Eizelle rollt in den Eileiter und von dort wie auf einem Förderband in Richtung Gebärmutter. Noch im Eileiter trifft sie auf die Spermien, dort findet die Befruchtung statt. Das befruchtete Ei wird weiter in Richtung Gebärmutter transportiert und nistet sich nach 5 bis 6 Tagen in der vorbereiteten Gebärmutterschleimhaut ein oder wird, ohne sich einzunisten, abgestoßen.

Die wenigsten Leute wissen, daß die Chance für eine Schwangerschaft, auch wenn man den Zeitpunkt für den Geschlechtsverkehr richtig, also genau zum oder kurz vor dem Eisprung wählt, beim Menschen nur ca. 25% beträgt. Allerdings ist diese Möglichkeit, wenn organisch alles in Ordnung ist, etwa zwölfmal im Jahr gegeben, so daß es normalerweise bei ungeschütztem Verkehr doch relativ bald zu einer Schwangerschaft kommt.

Nun ist immer noch nicht erklärt, wie es zur Empfängnis eines Knaben bzw. eines Mädchens kommt: Das hängt davon ab, welches Spermium gerade die Eizelle befruchtet hat. Im Hoden des Mannes werden zweierlei Samen produziert, solche, die das Chromosom X (d. h. weiblich determiniertes genetisches Material), und solche, die das Chromosom Y (männlich determiniert) in sich tragen. Bei einer normalen Befruchtung wird die Eizelle nur von einer einzigen Samenzelle durchdrungen, welche ihre Chromosomen mit jenen der Eizelle vermischt (siehe Abbildung auf S. 12). Das Geschlechtschromosom in der Eizelle ist auf jeden Fall ein X-Chromosom, also weiblich determiniert. Gelangt nun ein X-determiniertes („weibliches") Spermium in die Eizelle, so entsteht bei erfolgreicher Einnistung des Eies in der Gebärmutter ein Mädchen, bei Eindringen eines Y-determinierten („männlichen") Spermiums ein Knabe.

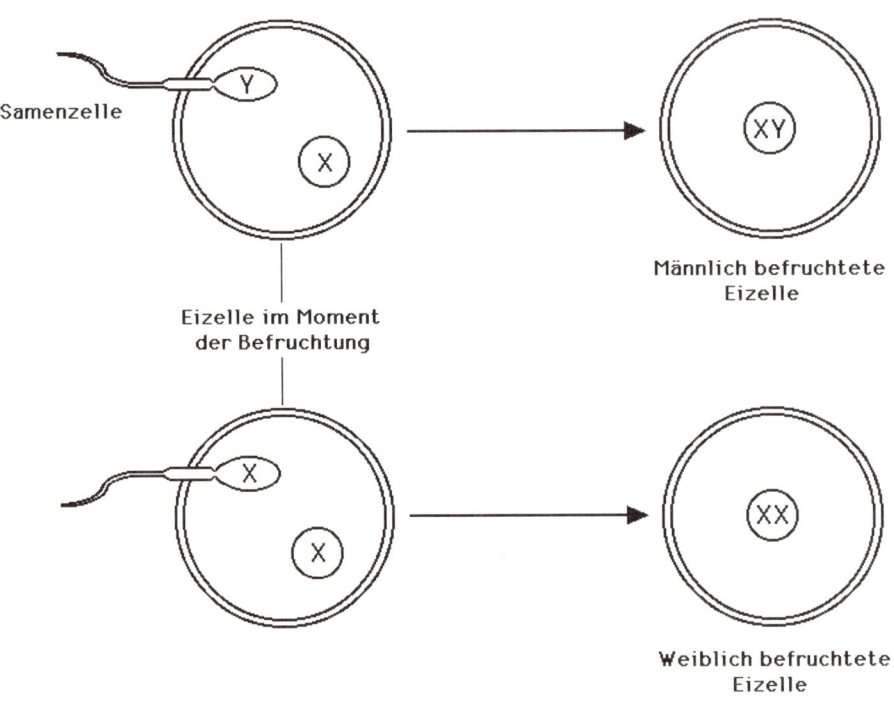

Samenzelle

Eizelle im Moment
der Befruchtung

Männlich befruchtete
Eizelle

Weiblich befruchtete
Eizelle

## DIE SEXRATIO: WIEVIEL JUNGEN WERDEN AUF 100 MÄDCHEN GEBOREN?

Theoretisch ist es so, daß im männlichen Hoden stets gleich viel männlich und weiblich determinierte Spermien produziert werden. Es müßte also schon von vornherein die Zahl der männlichen und weiblichen Befruchtungen gleich hoch sein. Das ist aber nicht der Fall. Zum Zeitpunkt der Empfängnis werden mehr Mädchen als Jungen gezeugt, was darauf hindeutet, daß „weibliche" Spermien weniger empfindlich sind. Jedoch weiß man von Chromosomenuntersuchungen bei Fehlgeburten im ersten Schwangerschaftsdrittel, daß in dieser Zeit die Anzahl weiblicher Fehlgeburten viel höher ist. Dies führt dazu, daß bei allen intakten Schwangerschaften am Ende des ersten Schwangerschaftsdrittels, also etwa zu Beginn des vierten Monats, wahrscheinlich 120 männliche Feten auf 100 weibliche kommen. Von hier an ist jedoch die männliche Sterblichkeit wieder stets höher, beispielsweise bei Früh- oder späten Fehlgeburten, so daß bei den meisten europäischen Völkern 105—107 Knaben auf 100 Mädchen geboren werden. Der wissenschaftliche Ausdruck für dieses Verhältnis von Knabengeburten zu Mädchengeburten lautet „Sexratio". In Europa beträgt sie demzufolge 105—107. Es sterben auch mehr männliche Säuglinge und Kinder, so daß sich während dieser Zeit die Sexratio auf genau 100 einpendelt, wo sie auch in den Altersgruppen zwischen 20 und 50 Jahren bleibt. Dies ist biologisch von Bedeutung, denn eine Ausgewogenheit des Geschlechterverhältnisses garantiert die kleinste Wahrscheinlichkeit von Inzucht. In den mittleren Lebensaltern steigt die männliche Sterblichkeit wiederum an, und in höheren Altersgruppen kommen dann auf 100 Frauen nur mehr 20 bis 30 Männer.

Die vorhin für Europa genannten Zahlen gelten ebenso für die weiße Rasse in den Vereinigten Staaten von Amerika und Kanada, zeigen aber weltweit in verschiedenen Gegenden mitunter große Schwankungen. In Korea beispielsweise kommen 115 Knaben auf 100 Mädchen, während auf der Insel Montserrat (Antillen) nur durchschnittlich 90,2 Knaben auf 100 Mädchen gezählt werden.

Es scheint aber grundsätzlich die Tendenz zu bestehen, daß in unterentwickelten Ländern mehr Mädchen geboren werden, die Sexratio also niedrig ist. Eine mögliche Ursache dafür liegt darin, daß, wie gesagt, männliche Feten empfindlicher sind und daher unter schlechten Bedingungen eher absterben. In Ländern mit ansteigendem Lebensstandard kann man auch ein Ansteigen der männlichen Geburten beobachten (in Chile z. B. ist eine entsprechende Untersuchung gemacht worden). Einen großen Einfluß haben hier natürlich auch die Familienplanung und die Organisation und der Ausbau der geburtsmedizinischen Versorgung, die Vermeidung von Frühgeburten, die Verbesserung der neonatalen Intensivpflege. So gesehen kann eine normale Sexratio von etwa 107 auch als Ausdruck der Volksgesundheit und guter medizinischer Versorgung angesehen werden.

## NATÜRLICHE UND ZIVILISATORISCHE EINFLÜSSE AUF DIE GESCHLECHTERVERTEILUNG

Es gibt aber daneben noch eine Vielzahl anderer Ursachen für eine Verschiebung der Sexratio.

In manchen Familien scheint es, daß über Generationen hin die Tendenz zur Geburt nur eines Geschlechts besteht.

Wissenschaftlich erwiesen ist, daß Frauen mit der Blutgruppe AB mehr Knaben zur Welt bringen als Frauen mit einer anderen Blutgruppe. Abgesehen davon gibt es aber keine wissenschaftlichen Beweise dafür, daß die Tendenz zur Zeugung eines bestimmten Geschlechtes vererbt werden könnte.

Ethnische Ursachen spielen aber möglicherweise eine Rolle, denn viele wissenschaftliche Berichte sprechen beispielsweise von einer verminderten Sexratio von 104 zu 100 in der Karibik oder bei nordamerikanischen Schwarzen. Umgekehrt zeigt sich bei manchen fernöstlichen Völkern, etwa wie vorhin schon erwähnt in Korea, daß sehr viel mehr Jungen als Mädchen geboren werden (Sexratio von 115). Die Interpretation von Statistiken aus unterentwickelten Ländern ist aber meist dadurch erschwert, daß nur eine unvollständige Geburtenregistrierung vorliegt. Jegliche genetische Tendenz bei bestimmten Völkern muß auch insofern mit Vorsicht betrachtet werden, als es noch eine ganze Reihe anderer Faktoren gibt, die einen deutlichen Einfluß auf das Geschlecht ausüben können und die sich mit diesen ethnischen Faktoren vermischen.

Z. B. ist in vielen verschiedenen Untersuchungen ein Absinken der Sexratio mit dem Alter der Mutter feststellbar: D. h. je älter die Mutter, desto größer ist die Wahrscheinlichkeit, daß sie ein Mädchen statt eines Jungen bekommt; daß diese Tatsache nur vom Alter abhängt, ist allerdings umstritten, denn es könnte auch sein, daß Frauen, die mehrere Kinder gebären, dazu neigen, zuletzt mehr Mädchen zu bekommen. Betrachtet man jedoch beispielsweise Frauen, welche noch in einem Alter über 45 ein Kind bekommen haben, so findet man einen dramatischen Anstieg der Sexratio auf 120 bis 130 Knaben auf 100 Mädchen, was in deutlichem Widerspruch zu den vorher genannten Beobachtungen steht. Hier wird besonders deutlich, daß auf diesem Gebiet nur sehr schwer wissenschaftlich gesicherte Aussagen möglich sind.

Auch das Alter des Vaters dürfte eine Rolle spielen. Hier wurde ebenfalls mit steigendem Alter eine Tendenz zu mehr weiblichen Zeugungen bzw. Geburten festgestellt. In diesem Zusammenhang erhebt sich auch die Frage, ob nicht die Koitusfrequenz, d. h. die Häufigkeit des Geschlechtsverkehrs, dabei eine Rolle spielt. Immerhin wäre es ja denkbar, daß in schon vorgerücktem Lebensalter und bei größeren Familien die Koitusfrequenz geringer ist und deshalb auch die Selratio niedriger sein könnte. Fragebogenstudien haben gezeigt, daß in unseren Breiten die durchschnittliche Koitusfrequenz bei Zwanzigjährigen etwa bei zweieinhalbmal pro Woche liegt, hingegen Vierzigjährige nur mehr einmal pro Woche Geschlechtsverkehr haben.

Indirekte Hinweise ergeben sich auch aus Studien im Zusammenhang mit Kriegen: So ist beispielsweise bekannt, daß in jenen Ländern, welche direkt am Ersten Weltkrieg beteiligt waren, unmittelbar nach dem Frieden von Versailles eine sehr hohe Sexratio (also ein deutliches Überwiegen männlicher Geburten) zu verzeichnen war, und zwar in allen am Krieg beteiligten Ländern gleich. Dies wurde so begründet, daß Soldaten, welche aus dem Krieg zurückgekehrt waren, wohl eine sehr hohe Koitusfrequenz hatten, und dies wiederum eher zur Geburt von mehr Knaben führte. In den Vereinigten Staaten, die nur später und nur teilweise in den Ersten Weltkrieg involviert wurden, konnten diese Beobachtungen überhaupt nicht gemacht werden. Daher konzentrierte man sich dort auf die Untersuchung eines Zeitraumes nach dem Zweiten Weltkrieg, und tatsächlich konnte ein kurzer, aber signifikanter Anstieg der Sexratio in der unmittelbaren Zeit nach dem Weltkrieg mit Gipfel 1946 festgestellt werden.

Eine interessante Studie an Vätern, alle von Beruf Mitglieder der US-Air Force, hat gezeigt, daß Piloten von Kampfmaschinen auffallend mehr Mädchen zeugten als ihre Kollegen auf Transportmaschinen oder Mitglieder des Bodenpersonals.

Mehrere Studien weisen darauf hin, daß die Sexratio von rauchenden Müttern deutlich herabgesetzt ist und meistens unter 100 liegt. Das dürfte darauf zurückzuführen sein, daß männliche Feten deutlich empfindlicher auf Umwelteinflüsse reagieren als weibliche.

Eine ebenfalls niedrige Sexratio wurde in einer englischen Kleinstadt festgestellt, nachdem in dieser eine Hepatitisepidemie (infektiöse Leberentzündung) gewütet hatte.

Mütter mit leichten Formen der Geisteskrankheit Schizophrenie bringen ebenfalls auffallend mehr Mädchen als Knaben zur Welt.

Es gibt auch Berichte über jahreszeitliche Schwankungen bei der Sexratio, wobei festgestellt wurde, daß diese im Spätherbst und Winter am niedrigsten ist. Man hat in diesem Zusammenhang vermutet, daß die Gonadotropine (zwei Hormone der Gehirnanhangsdrüse, die die Eierstöcke anregen) eine Rolle spielen. Im Frühling, also zum Zeitpunkt der Empfängnis, wird mehr davon im Körper der Frau produziert, und dies scheint, aus nicht näher geklärten Gründen, die Bildung weiblich befruchteter Eizellen zu begünstigen.

Zahlreiche Untersuchungen haben sich mit dem Zeitpunkt der Befruchtung bzw. des Geschöechtsverkehrs in Relation zum Zeitpunkt des Eisprungs beschäftigt. Es scheint erwiesen, daß Geschlechtsverkehr oder künstliche Befruchtung (Insemination) einen bis mehrere Tage vor dem Eisprung eher zur Empfängnis bzw. zur Geburt eines Mädchens führt, während der Geschlechtsverkehr oder die Insemination unmittelbar bei oder nach dem Eisprung eher einen Knaben bedingt. Es muß in diesem Zusammenhang erwähnt werden, daß nach neueren Erkenntnissen die menschliche Eizelle mindestens 24 Stunden, in bestimmten Fällen auch bis zu 48 S5unden nach dem Eisprung noch befruchtungsfähig bleibt. Zu diesem Thema gibt es zahlreiche wissenschaftliche Untersuchungen, die aber zum Teil auch widersprüchliche Ergebnisse liefern. Das eben beschriebene Phänomen beruht darauf, daß männlich oder weiblich determinierte Spermatozoen offenbar verschiedene Qualitäten aufweisen: So sind beispielsweise „männliche" Spermien zwar schneller, aber andererseits auch kurzlebiger und empfindlicher im Hinblick auf Temperaturänderungen und Veränderung des sie umgebenden Milieus (beispielsweise mehr oder weniger Säure in der weiblichen Scheide). Man weiß z. B., daß die Verwendung von eingefrorenem und danach wieder aufgetautem Sperma von Samenbanken eher zur Geburt von Mädchen führt.

Auch der Einfluß von Umweltverschmutzung wurde wissenschaftlich untersucht und wird diskutiert. So wurde beispielsweise in den 60er Jahren in einer schottischen Stadt mit sehr starker Umweltverschmutzung aus Industrieanlagen nicht nur eine erhöhte Lungenkrebsrate, sondern auch ein deutliches Ansteigen der Sexratio festgestellt. Die Vermutungen, welche auch durch Tierversuche untermauert werden konnten, gehen dahin, daß erhöhte Konzentrationen bestimmter Schwermetalle, Spurenelemente und Gifte (z. B. Mangan, Nickel, Kadmium, Kupfer, Selen und Arsen) im Organismus der Frau aus unklaren Gründen zu mehr männlichen Geburten führen können. Die überhöhte Konzentration bestimmter Salze und Spurenelemente im australischen Trinkwasser führte anscheinend ebenfalls zu einem Anstieg der Sexratio. Diese Beobachtungen weisen im weitesten Sinne auch auf das eigentliche Thema unseres Buches hin, nämlich, daß bestimmte Salze im Organismus der Frau bzw. eine bestimmte Diät das Geschlecht des Kindes beeinflussen können.

# KNABEN HABEN
# (NOCH IMMER) VORRANG

Die Frage des Geschlechtes der Nachkommenschaft war für die Menschen schon immer von Bedeutung. Könige, Kaiser und andere Herrscher wünschten sich traditionell einen Sohn, um einen Thron- bzw. Erbfolger zu haben. Bei weiblichen Nachkommen wurde in vielen Kulturen die selektive Tötung von Neugeborenen und Kindern angewandt, beispielsweise bei den Eskimos, den Maoris auf Neuseeland und den Todas in Indien. Auch heute noch kann man eine solche extreme Bevorzugung von Knaben in einigen Kulturen finden, beispielsweise in der Volksrepublik China, wo es zwar illegal, aber doch indirekt begünstigt durch die bestehende Gesetzgebung, nämlich die Vorschrift zur Ein-Kind-Familie, angeblich immer wieder zur Tötung von neugeborenen Mädchen kommt.

Bei einer Umfrage im modernen Korea sagten 53% der befragten Frauen aus, sie würden so lange ein Kind auf die Welt bringen, bis ein Sohn geboren wäre. Eine andere Umfrage in der Hauptstadt Seoul ergab, daß ein Viertel aller befragten Frauen ihrem Mann gestatten würden, eine Freundin zu nehmen, wenn sie selber keinen Sohn auf die Welt bringen könnten.

In der westlichen Welt verteilt sich der Kinderwunsch gleichmäßiger auf Jungen und Mädchen. Wir können ruhig die Situation der Vereinigten Staaten von Amerika auch für Europa als relevant betrachten — bei mehreren Kindern werden im allgemeinen Kinder verschiedenen Geschlechts gewünscht. Ausnahmen von dieser Regel gibt es beispielsweise dann, wenn das erste Kind verstorben ist und das nächste Kind es sozusagen „ersetzen" soll. In solchen Fällen wünschen sich die Eltern meist ein Kind desselben Geschlechts.

## EINIGE ERGEBNISSE SOZIOLOGISCHER STUDIEN

Aufgrund der üblichen sozialen Struktur in den westlichen Industrieländern ist es so, daß sich viele Eltern beim ersten Kind einen Jungen und erst beim zweiten ein Mädchen wünschen. Dazu gibt es, besonders aus den USA, eine ganze Reihe von soziologischen Untersuchungen, die dieses Phänomen und seine Auswirkungen analysieren. Einige Ergebnisse solcher Studien möchten wir im folgenden anführen:

— Eine 1970 durchgeführte Untersuchung (National Fertility Study) ergab, daß rund 25% der Frauen mit zwei Kindern gleichen Geschlechts weitere Kinder wollten, hingegen nur 19% der Frauen mit einem Sohn und einer Tochter. Noch verstärkt war dieser Trend bei Frauen, die nur Töchter hatten; bei Frauen, die nur Söhne hatten, war der Wunsch nach weiteren Kindern weniger ausgeprägt.

— Bei einer Untersuchung an Studenten wurde festgestellt, daß sowohl Männer als auch Frauen lieber einen Sohn wollten, falls sie nur ein Kind bekommen sollten.

— Eine Gallup-Umfrage aus dem Jahr 1947 ergab, daß Männer auch beim zweiten Kind einen wesentlich ausgeprägteren Wunsch nach einem Sohn hatten als Frauen. Dieser Unterschied verringerte sich aber deutlich, wenn nur verheiratete Paare berücksichtigt wurden, und wurde noch geringer, wenn die verheirateten Personen bereits ein Kind hatten.

— Eine besonders ausführliche Untersuchung wurde vom Soziologen Charles Westoff und dem Demographen Ronald Rindfuss durchgeführt.

In der Untersuchung wurden folgende Fragen gestellt:

Wie groß ist die ideale Familie (ein Mann, eine Frau und wie viele Kinder)?

Schwangeren Frauen wurde folgende Frage gestellt:

Soll es ein Junge oder ein Mädchen werden?

Nicht schwangere Frauen wurden gefragt:

Sollten Sie ein Kind bekommen, soll es ein Junge oder ein Mädchen sein?

Die Antworten auf diese Fragen fielen sehr unterschiedlich aus, je nachdem ob eine gerade (zwei oder vier) oder eine ungerade Anzahl (meist drei) von Kindern als ideal betrachtet wurde.

Bei Frauen, die zwei oder vier Kinder als ideal betrachteten, lag die Sexratio zwischen 104 und 106, während bei Frauen, die drei Kinder als ideal betrachteten, die Sexratio bei 125 lag, Jungen also sehr stark bevorzugt wurden.

Die Antworten auf die Frage nach dem bevorzugten Geschlecht ihres nächsten Kindes waren bei Schwangeren und nicht Schwangeren fast gleich.

Die Resultate dieser Untersuchungen beschränken sich auf die Vereinigten Staaten. In anderen entwickelten Ländern könnte die Anwendung von Techniken zur Geschlechtsfestlegung einen größeren Einfluß zeigen, da es wesentlich mehr Familien mit nur einem Kind gibt. Wenn die Fruchtbarkeit in den Industrieländern weiterhin rückläufig bleibt und Familien mit nur einem Kind häufiger werden, könnte man hier eine ansteigende Proportion der männlichen Geburten verzeichnen.

In den Entwicklungsländern, wo Söhnen eine größere kulturelle Bedeutung zukommt, könnte sich eine noch stärkere Veränderung des Geschlechterverhältnisses abzeichnen.

## WELCHE SCHLÜSSE KANN MAN DARAUS ZIEHEN?

Gesetzt den Fall, es gäbe wirksame Technologien zur Geschlechtsfestlegung vor der Zeugung, und diese wären gesellschaftlich akzeptiert, so hätte das, geht man von den oben genannten Untersuchungsergebnissen aus, folgende Auswirkungen:

Innerhalb der ersten zwei Jahre nach Einführung dieser Techniken käme es zu einem Überschuß an männlichen Geburten, dann käme eine Welle von weiblichen Geburten, um das Gleichgewicht wieder herzustellen. Danach würde sich das Verhältnis von Knaben- zu Mädchengeburten wieder ungefähr bei 105 einpendeln, entspräche also dem natürlichen Geschlechterverhältnis.

Eine dauerhafte Auswirkung der Einführung von Techniken zur Geschlechtsfestlegung wäre ein bedeutender Anstieg von männlichen Erstgeborenen und weiblichen Zweitgeborenen. Welche Eigenschaften auch immer man Erstgeborenen zuschreibt, diese würden bei Knaben zum Tragen kommen. Sozialpsychologische Untersuchungen weisen darauf hin, daß Erstgeborene einem größeren sozialen Druck ausgesetzt sind und sich bildungsmäßig und ökonomisch eher durchsetzen. Dies hätte zweifellos auch Folgen für die Rolle der Frau in der Gesellschaft; ihre Möglichkeiten, sich gegenüber männlichen Kollegen durchzusetzen, würden unter Umständen noch stärker geschmälert, als dies heute ohnedies der Fall ist.

Eine Technologie zur Geschlechtsfestlegung könnte auch den Heiratsmarkt beeinflussen: Es bestünde dann eine höhere Wahrscheinlichkeit, daß ein Kind einen Freund gleichen Geschlechts hat und beide wiederum Geschwister des entsprechenden anderen Geschlechts — Doppelhochzeiten zwischen befreundeten Familien könnten zunehmen.

Man könnte noch viele Spekulationen über die Folgen der Anwendung solcher Techniken anstellen. Die derzeitige Einstellung der Frauen deutet jedoch darauf hin, daß ein Großteil die Vorausbestimmung des Geschlechts ihrer Kinder ablehnen würde. Diese Einstellung könnte sich allerdings ändern, sobald einfache und wirksame Techniken zur Wahl eines Geschlechts zur Verfügung stehen. Man kann für die Zukunft die Möglichkeit einer sporadischen Verwendung dieser Techniken nicht ausschließen.

# ABERGLAUBE, HAUSMITTEL UND MODERNE METHODEN ZUR GESCHLECHTSBEEINFLUSSUNG

## DIE PLAZENTA UNTER DEM NUSSBAUM

Die Menschen haben immer versucht, das Geschlecht ihrer Kinder schon vor (oder bei) der Zeugung festzulegen. „Hausmittel", wie beispielsweise Scheidenspülungen mit stark verdünnten Essiglösungen oder mit leicht alkalischen Lösungen aus verdünntem Speisesoda, Enthaltsamkeit zu bestimmten Zeiten, genaue Zeitwahl des Geschlechtsverkehrs vor oder nach dem vermuteten Eisprung, wurden immer wieder angewendet, um ganz gezielt einen Knaben oder ein Mädchen zu bekommen. Besonders wirksam waren und sind diese Methoden nicht. Und sie unterscheiden sich nur geringfügig vom volkstümlichen Aberglauben, der gerade auf diesem Gebiet eine Fülle von Ratschlägen bereithält.

So sollen die Paare beispielsweise bestimmte Gesänge oder Gebete während des Koitus rezitieren oder den Geschlechtsverkehr nach der Windrichtung, nach Regen, Schnee, Temperatur oder den Mondphasen bzw. den Gezeiten orientieren.

Ein „alter Trick" der Hebammen bestand in der Empfehlung, nach der Geburt eines Kindes die Plazenta unter einem Nußbaum zu vergraben; dies sollte beim nächsten Kind die Geburt eines Knaben garantieren!

Der griechische Philosoph und Naturforscher Aristoteles — er lebte von 384—322 v. Chr. — behauptete, Jungen würden geboren, wenn zur Zeit der Empfängnis der Wind aus Norden bläst.

Im 18. Jahrhundert kursierte unter Männern der Geheimtip, vor dem Beischlaf kräftig den linken Hoden zu kneifen, denn nur aus dem rechten würde männlicher Nachwuchs entstehen.

Eine andere, angeblich erfolgversprechende Methode war sehr kompliziert: Der Mann sollte während des Beischlafes links von der Frau liegen und ihre rechte Hinterbacke um 30° zur Ebene des Bettes anheben.

Noch im vorigen Jahrhundert, so der Volksglaube, war ein Junge im Kommen, wenn der Vater alt, die Mutter jung und arm war und das Kind im Frühjahr empfangen wurde.

## MEDIZINISCHE METHODEN ZUR GESCHLECHTSAUSWAHL VOR DER EMPFÄNGNIS

Zunächst muß noch einmal betont werden, daß alle vor der Empfängnis anzuwendenden Methoden wissenschaftlich umstritten sind und keinen eindeutigen Effekt haben.

Zunächst meinte man, durch die Zeitwahl des Geschlechtsverkehrs in Abhängigkeit vom Zeitpunkt des Eisprungs das Geschlecht des Kindes beeinflussen zu können. Einige Autoren wissenschaftlicher Arbeiten behaupteten dabei, daß männliche Spermien schneller seien, dafür aber eine kürzere Lebensdauer hätten, so daß der Geschlechtsverkehr unmittelbar vor oder beim Eisprung bzw. auch nach dem erfolgten Eisprung zu männlichen Nachkommen führen müßte. Verkehr ein bis zwei Tage vor dem Eisprung hingegen würde zu mehr Mädchengeburten führen. Diese Behauptungen sind wissenschaftlich nicht bestätigt, es haben andere Studien auch genau das Gegenteil bewiesen, die Ergebnisse in der wissenschaftlichen Literatur sind auf jeden Fall widersprüchlich. Alles in allem muß man also der Methode der „Zeitwahl" zur Geschlechtsfestlegung sehr skeptisch gegenüberstehen.

Auch die Theorie, daß man durch Steuerung des Säuregehaltes im Scheidenmilieu das Geschlecht des Kindes beeinflussen könnte, hat sich nicht als wirklich stichhaltig erwiesen. Lange Zeit vermeinte man, daß ein eher saures Scheidenmilieu — dies ist erreichbar beispielsweise durch Scheidenspülungen mit stark verdünnter Essigsäure kurz vor dem Geschlechtsverkehr oder mit entsprechend sauren Scheidenzäpfchen — die Zeugung eines Mädchens begünstigen würde, da weiblich determinierte Spermien weniger empfindlich auf die Säuren reagieren als männliche. Umgekehrt dachte man, durch Herstellung eines eher alkalischen Scheidenmilieus (z. B. durch Spülungen mit Speisesoda-Lösungen oder entsprechenden Scheidenzäpfchen) die Empfängnis eines Knaben begünstigen zu können. Es hat sich jedoch herausgestellt, daß auch diese Methoden viel zu unsicher sind, um die Sexratio in eine bestimmte Richtung entscheidend zu beeinflussen.

Andere wissenschaftliche Untersuchungen haben den Effekt der gezielten Eisprungauslösung mit Medikamenten untersucht. Ausgehend von der Überlegung, daß die mit der Zeitwahl in Zusammenhang stehende Hypothesen richtig seien, sollte die künstliche Auslösung des Eisprunges das Geschlecht des Kindes in eine bestimmte Richtung beeinflussen. Auch hier sind die Ergebnisse der wissenschaftlichen Studie uneinheitlich. Während einige behaupten, daß nach der Eisprungauslösung mehr Mädchengeburten stattfinden, konnte dies in anderen Untersuchungen nicht bestätigt werden. Auch müßte es so sein, daß bei der In-Vitro-(Retorten)Befruchtung dann ein Geschlecht überwiegt. Internationale Statistiken und auch unsere eigenen Ergebnisse haben gezeigt, daß hierbei das

Geschlechtsverhältnis genau 50:50 beträgt, also keineswegs die Geburt eines bestimmten Geschlechtes dominiert.

Ähnliches gilt für die Versuche, die Zusammensetzung der Spermien zu beeinflussen, indem man den Männern bestimmte Medikamente gibt und dann eine künstliche Befruchtung (Insemination) durchführt. Auch hier finden sich uneinheitliche Ergebnisse im Hinblick auf die Beeinflussung der Sexratio. Aus der Mehrzahl der Studien hat es allerdings den Anschein, daß bei künstlicher Insemination die Sexratio ansteigen dürfte, während bei der Verwendung von tiefgekühlten Samenproben die Sexratio absinkt, d. h. mehr Mädchen empfangen werden.

## LABORMETHODEN ZUR SELEKTION DER SPERMIEN

In den letzten 10 bis 20 Jahren wurden Labormethoden zur Selektion bzw. Auftrennung von X und Y tragenden Spermien entwickelt. Man kann heute mit bestimmten Färbe- und mikroskopischen Markierungsmethoden männliche und weibliche Spermien eindeutig unterscheiden. Diese Methoden sind zu einem Großteil nicht für die Geschlechtsbestimmung geeignet, da man die Spermien dabei abtöten muß bzw. sie durch die Markierung einen Schaden bis hin zur Unfruchtbarkeit erleiden. Allerdings kann man diese Methoden für wissenschaftliche Versuche und die Überprüfung der Effektivität anderer Spermientrennungsmethoden anwenden. So wurde z. B. versucht, die Spermien durch Zentrifugation (Schleudern) in männliche und weibliche aufzutrennen. Auch die „Filterung" der Spermien (man läßt dabei die Spermien durch Glassäulen wandern, die mit bestimmten chemischen Substanzen gefüllt sind) wurde erprobt, ebenso eine elektrophysikalische Methode, bei der die Spermien einem schwachen elektrischen Feld ausgesetzt werden. Trotz bestimmter im Labor nachgewiesener Erfolge muß auch hier gesagt werden, daß keine dieser Techniken gleichmäßig und mit ausreichender Genauigkeit eine Auftrennung von X und Y tragenden Spermien bewerkstelligen konnte. Das gleiche gilt für immunologische Techniken, bei welchen versucht wird, mit Hilfe von Antikörpern die eine oder andere Art von Spermatozoen auszuschalten. Auch hier ist bisher noch kein Durchbruch erzielt worden, die meisten Versuche sind insoferne gescheitert, als 70—80% aller Spermien angegriffen bzw. ihre Befruchtungsfähigkeit reduziert werden.

Zusammenfassend muß also folgendes gesagt werden:

**1** Die Zeitwahl des Geschlechtsverkehrs in Abhängigkeit vom Zeitpunkt des Eisprungs ist keine wirklich praktikable Methode für ein Paar, das das Geschlecht seines Kindes beeinflussen will.

**2** Es scheint, als würde die Anwendung eisprungfördernder Medikamente eher eine Verschiebung zugunsten von Mädchen bedingen, allerdings ist nur eine Verschiebung der Sexratio um 5—10% zu erwarten.

**3** Die künstliche Insemination mit frischem Samen des Gatten (oder auch mit Spendersamen) dürfte zu mehr männlichen Geburten führen, allerdings steigt auch hier die Sexratio nur um 7—10%.

**4** Labortechniken zur Auftrennung der Spermien, z. B. die Filterung über Säulen mit Albumin (für die Auswahl männlicher Spermien) oder Säulen mit Sephadex (für die Auswahl weiblicher Spermien) sind derzeit vielleicht die einzigen medizinischen Methoden, mit welchen tatsächlich eine deutliche Verschiebung der Sexratio zu erzielen wäre. Diese Methoden haben gegenwärtig eine klinische Erfolgsrate von 70—80% für die Auswahl männlicher Spermatozoen und 75—80% für die Auswahl weiblicher Spermatozoen. Die Aussagekraft dieser Studien ist allerdings derzeit noch fraglich. Auch die Beeinflussung von Spermien im elektrischen Feld scheint eine Auftrennung der Spermien unter Laborbedingungen zu gewährleisten, allerdings kommt es hier zu einer wesentlichen Beeinträchtigung der Beweglichkeit und Befruchtungsfähigkeit der Spermien, so daß die praktische Anwendung letzterer Methode sehr fraglich ist.

**5** Es wäre möglich, alle „praktischen" und Labormethoden zu kombinieren, um die Erfolgsrate der Geschlechtsbestimmung zu optimieren: Beispielsweise wäre es denkbar, moderne Methoden zur genauen Bestimmung des Zeitpunktes des Eisprungs und eine Sephadexfiltration der Spermien anzuwenden, um die Wahrscheinlichkeit zu erhöhen, ein Mädchen zu gebären. Über solche kombinierte Anwendungen gibt es derzeit aber noch keine ausreichenden wissenschaftlichen Untersuchungen.

# DIE WUNSCHKIND-DIÄT

Vor 50 Jahren machte der Heidelberger Zoologe Kurt Herbst eine eigenartige Entdeckung: Jedesmal, wenn er in sein Aquarium etwas mehr kaliumhaltiges Futter schüttete, kamen mehr männliche Fische zur Welt. Erhöhte er den Magnesiumgehalt des Futters, waren auf einmal die Weibchen in der Überzahl. Später wurde diese Beobachtung von anderen Zoologen bei anderen Meerestieren und Fischen bestätigt. Z. B. beobachtete man bei Amphibien ähnliches: Auch hier führte die Zusammensetzung der Nahrung, d. h. konkret die Veränderung der Mengen an Kalium und Kalzium, zur Beeinflussung des Geschlechtes der Nachkommenschaft.

Erst in den siebziger Jahren machte man dann auch entsprechende Beobachtungen bei Säugetieren: Der französische Forscher Stolkowski stellte fest, daß Kühe, die im Bereich der normannischen Küste weideten, mehr Stierkälber zur Welt brachten — offenbar verursacht durch die Salze des überspülenden Atlantikwassers —, während Kühe im französischen Massif Central — ein kalk- und magnesiumreiches Gebiet — wesentlich mehr weibliche Kälber zur Welt brachten.

Weitere wissenschaftliche Forschungen erbrachten dann tatsächlich den Nachweis, daß das Verhältnis bestimmter Ionen (d. h. Salze) in der Nahrung offenbar das Geschlecht der Nachkommen bei Säugetieren und auch beim Menschen beeinflußt. Vor allem in Kanada und in Frankreich wurden diese Erkenntnisse dann genauen Überprüfungen unterzogen.

## DIE STUDIEN VON DR. FRANÇOIS PAPA

Pionier auf diesem Gebiet war in Frankreich der Arzt Dr. François Papa. Im Jahre 1983 veröffentlichte er mit seinen Mitarbeitern Henrion und Bréart eine ausführliche wissenschaftliche Studie mit dem Titel „Sélection préconceptionelle du sexe par la méthode ionique, régime alimentaire, résultat d'une étude clinique prospective de deux ans" („Geschlechtsfestlegung vor der Zeugung mit Hilfe der Ionenmethode und einer Diät, Ergebnis einer zweijährigen, prospektiven klinischen Untersuchung").

Es handelte sich dabei um eine statistisch einwandfrei durchgeführte Studie, die die Ionenmethode zur Geschlechtsvorbestimmung auf der Basis einer entsprechend erstellten Diät wissenschaftlich untersuchte.

278 Patientinnen, die mit der Ionen- bzw. Diätmethode die Geburt eines Kindes mit einem bestimmten Geschlecht begünstigen wollten, wurden für die Studie ausgewählt. Bedingung für die Teilnahme war die normale Fruchtbarkeit beider Partner. Außerdem wurde verlangt, daß die Paare keine anderen Methoden zur Geschlechtsvorwahl anwendeten. Die Patientinnen wurden ausführlich beraten, die Diät und die ihr zugrunde liegenden Prinzipien wurden genau erklärt. Die Patientinnen wurden darüber aufgeklärt, daß es aus früheren Studien Anhaltspunkte für die Wirksamkeit der Methode gäbe, aber noch keine endgültigen Ergebnisse, und die Möglichkeit eines Mißerfolges, d. h. daß das zukünftige Kind nicht das gewünschte Geschlecht haben würde, wurde betont. Die Patientinnen erhielten je einen Bogen, in dem sie ihre tägliche Nahrungsaufnahme genau eintragen mußten. Die Einnahme von Medikamenten wurde generell untersagt, mit Ausnahme zweier Präparate, welche die Patientinnen prinzipiell zur Diät einnehmen mußten. Das waren Kaliumtabletten bei einem Knabenwunsch und Magnesium- und Kalziumtabletten bei einem Mädchenwunsch. Das Diätschema wurde so berechnet, daß es der durchschnittlichen französischen Küche entsprach. Nähere Angaben wurden von den Wissenschaftlern darüber aber nicht gemacht. Betont wurde nur, daß ein qualitativer Aspekt berücksichtigt wurde, nämlich das entsprechende Verhältnis von Kalium und Natrium zu Kalzium und Magnesium, und ein quantitativer Aspekt, nämlich die tägliche Mindest- und Durchschnittsmenge an benötigter Nahrung. Die Diät sollte eineinhalb Monate vor der ersten Möglichkeit der Befruchtung begonnen werden. Sicherheitshalber wurde jedoch empfohlen, schon zweieinhalb Monate vor dem Abbrechen der Empfängnisverhütung mit der Diät zu beginnen.

Von den 278 Patientinnen, die beraten wurden, fielen 63 aus, da sie zu keiner weiteren Betreuung und Behandlung mehr kamen. Es konnten also insgesamt 215 Patientinnen in die Studie aufgenommen werden. Diese wurde von Januar 1977 bis Dezember 1979 durchgeführt. Die „Kinderwunsch-Verteilung" der Patientinnen sah folgendermaßen aus:

Von den 215 befragten Patientinnen wünschten sich 115 einen Jungen und 100 ein Mädchen. Die Wünsche waren also auf Jungen und Mädchen ziemlich gleichmäßig verteilt.

Die Gesamtdauer der Diät war von einer zur anderen Patientin sehr verschieden, denn selbstverständlich wurden nicht alle Patientinnen gleich im ersten Zyklus schwanger. Daher wurde bei der Auswertung immer beachtet, daß die Diät vor der Empfängnis mindestens eineinhalb Monate eingehalten worden war, die Zeit der Diäteinhaltung davor wurde weniger beachtet. Insgesamt wurde die Diät zwischen zwei und 18 Monaten angewandt. Nach Beendigung dieser Studie konnten die Ärzte die Patientinnen in fünf Gruppen aufteilen:

**1** Jene Gruppe, die das Diätschema genau, d. h. mindestens eineinhalb Monate lang vor der Empfängnis eingehalten und mit einem komplett ausgefüllten Fragebogen dokumentiert hatte und außerdem keine anderen Medikamente eingenommen hatte.

**2** Die Gruppe jener Patientinnen, die zwar das Schema angeblich genau eingehalten und auch sonst die Kriterien erfüllt hatten, deren Aufzeichnungen aber lückenhaft waren.

**3** Die Patientinnen, die zugaben, einige Diätfehler gemacht zu haben.

**4** Die Gruppe der Patientinnen, die entweder die Diät weniger als eineinhalb Monate vor der Empfängnis eingehalten hatten oder deren Kontrollbogen zeigte, daß sie das Schema schlecht eingehalten hatten, oder bei denen sich herausstellte, daß sie zahlreiche Diätfehler begangen bzw. mindestens 15 Tage vor der Empfängnis bereits mit der Diät aufgehört hatten.

**5** In der 5. Gruppe waren jene Patientinnen, die sich überhaupt nicht bzw. schon 15 Tage vor der Empfängnis nicht mehr an die Diät gehalten hatten.

In den Patientinnengruppen 1 und 2 gab es 58 Schwangerschaften, davon 45 mit erfolgreicher Geschlechtsauswahl und 13 Mißerfolge. Die Erfolgsrate betrug also 77,6%. Hierbei handelt es sich um ein statistisch signifikantes Ergebnis — denn ohne Anwendung irgendeiner Methode zur Geschlechtsfestlegung beträgt die Wahrscheinlichkeit, ein Kind des gewünschten Geschlechts zu bekommen, ca. 50%. In den Patientinnengruppen 3 und 4, das waren jene Frauen, die die Diät nicht korrekt eingehalten hatten, kamen 22 Mißerfolge auf 24 Erfolge, das entspricht einer „Erfolgsrate" von 52%, die sich von der spontanen Erfolgswahrscheinlichkeit nur wenig unterscheidet.

Teilt man die Erfolgsrate gemäß dem Wunsch nach einem bestimmten Geschlecht auf, so stellt sich heraus, daß die Erfolgsrate beim Knabenwunsch 80% betrug und beim Mädchenwunsch 70%. Dieser Unterschied ist zwar nicht signifikant, aber es hat den Anschein, daß das eine Schema etwas erfolgreicher ist als das andere. Der Schwangerschaftsausgang war in allen Fällen normal, d. h. es kamen gesunde Kinder mit normalem Geburtsgewicht auf die Welt, mit Ausnahme von einem Kind mit angeborener Schilddrüsenunterfunktion und einem Kind mit Mucoviscidose (eine angeborene Stoffwechselerkrankung; beide Fälle sind sicher nicht auf die Diät zurückzuführen, sie kamen auch in der Gruppe 3 mit schlecht eingehaltener Diät vor). Die Fehlgeburtenrate betrug 16%. Das ist das gleiche Fehlgeburtenrisiko wie bei natürlicher, unbeeinflußter Empfängnis. Insgesamt wurde das Schema von den Patientinnen sehr gut vertragen, nur in Einzelfällen kam es zu Beschwerden wie Verstopfung, Kopfschmerzen, Rückenschmerzen u. ä. Obwohl all diese Symptome wahrscheinlich nicht auf die Diät zurückzuführen waren, wurde diesen Patientinnen empfohlen, die Therapie abzubrechen. Das Körpergewicht blieb im großen und ganzen bei allen Patientinnen normal. Auch auf den Blutdruck gab es keinen Einfluß.

Die eben beschriebene Untersuchung stellt die ausführlichste und wissenschaftlich genaueste Studie zu diesem Thema dar. Frühere Studien, beispielsweise von Stolkowski, ebenfalls Paris, und Lorrain in Kanada, gaben eine Erfolgsrate von 81 bis 86% an, allerdings bei etwas kleineren Fallzahlen.

Es muß an dieser Stelle nochmals betont werden, daß es keine genaue medizinische Erklärung für die Wirksamkeit der Ionenmethode gibt. Der Nachweis besteht vielmehr empirisch, d. h. aufgrund der bisherigen Erfahrungen und vor allem auf der Basis tierexperimenteller Studien. Es ist jedoch die Wirksamkeit zweifelsfrei und wissenschaftlich einwandfrei erwiesen. Die Methode ist also durchaus ernst zu nehmen.

## DAS PRINZIP DER WUNSCHKIND-DIÄT

Mineralsalze kommen im Körper in Ionenform (d. h. in gelöster Form) vor. Nach ihren Funktionen im Körper können sie in folgende Gruppen eingeteilt werden:

**1** Mineralsalze, die Bestandteil von Körperstrukturen sind:
■ Mineralsalze des Stützapparates, der Knochen und Zähne:
Ihre wichtigsten Vertreter sind Kalzium, Phosphor und Magnesium.
■ Mineralsalze als Bestandteil von Körpergeweben und Zellen:
Sie sind am Aufbau von Enzymen und Hormonen beteiligt.
**2** Mineralsalze in den Körperflüssigkeiten:
Die wichtigsten Vertreter sind Kalium, Natrium, Chlor, Phosphor und Kalzium; ihre Hauptfunktionen sind die Regulierung des Wasser- und Elektrolythaushaltes sowie die Schaffung des richtigen Milieus, das für viele lebenswichtige Reaktionen, zum Beispiel für die Leitung und Beantwortung der Nervenreize, benötigt wird.

Entscheidend für den Erfolg der Wunschkind-Diät ist das Verhältnis der Mineralsalze Kalium und Natrium einerseits zu den Salzen Kalzium und Magnesium andererseits. Kalorien-, Eiweiß-, Fett- und Kohlenhydratanteil spielen keine Rolle. Sie sind nur insofern wichtig, als die Diät ja auch gesund und ausgewogen sein soll.

| Beispiele für unterschiedliche Mineralsalzgehalte in Lebensmitteln (in mg/100 g) | | | | |
|---|---|---|---|---|
| | **Natrium** | **Kalium** | **Kalzium** | **Magnesium** |
| Tilsiter, 30% F.i.Tr.* | 1000 | — | 830 | — |
| Speisequark/-topfen, 40% F.i.Tr.* | 29 | 106 | 68 | — |
| Steinbutt | 114 | 290 | 17 | 45 |
| Kartoffeln | — | 400 | 12 | — |
| Avocado | 3 | 503 | 10 | — |
| Feigen, getrocknet | 37 | 745 | 160 | 70 |

* F.i.Tr. = Fett im Trockengewicht. Bei Milch und Milchprodukten wird der Fettgehalt in Prozent Fett in der Trockenmasse (% i. Tr.) angegeben.
Unter der Trockenmasse versteht man die gesamte Käsemasse abzüglich des Wassergehaltes.
Den tatsächlichen Fettgehalt bezogen auf 100 g Käse kann man grob abschätzen, indem man die angegebene Prozentzahl in der Trockenmasse halbiert. Man setzt dann einen Wasseranteil von 50% voraus.

Für die Jungen-Diät sind Kalium und Natrium entscheidend: Der Anteil an Kalium und Natrium in der Nahrung sollte um ein Vielfaches höher sein (mindestens viermal so hoch) als der Anteil an Kalzium und Magnesium.

Für die Mädchen-Diät sind Magnesium und Kalzium entscheidend: Es sollte mindestens halb soviel Magnesium und Kalzium in der Nahrung enthalten sein wie Kalium und Natrium. Bei der Mädchen-Diät ist es daher ganz wichtig, so wenig Kochsalz (Natriumchlorid) wie möglich zu sich zu nehmen. Das bedeutet in der Praxis, daß die Speisen nicht gesalzen werden dürfen. Andere Würzmittel (Gewürze, Kräuter), sind jedoch erlaubt. Es muß also niemand Angst haben, daß die Mädchen-Diät „fad" schmeckt.

In absoluten Zahlen ausgedrückt bedeutet dies, daß man folgende Nährstoffmengen pro Tag zu sich nehmen sollte:

| Nährstoff- und Mineralsalzmengen pro Tag | | |
|---|---|---|
| | **Mädchen-Diät** | **Jungen-Diät** |
| Energie | 2200 bis 2300 kcal | 2200 bis 2300 kcal |
| | 9240 bis 9660 kJ | 9240 bis 9660 kJ |
| Eiweiß | 85 g | 75 g |
| Fett | 85 g | 95 g |
| Kohlenhydrate | 300 g | 250 g |
| Natrium | 0,65 g | 3,9 g |
| Kalium | 3,15 g | 4,7 g |
| Kalzium | 1,5 g | 0,55 g |
| Magnesium | 0,45 g | 0,32 g |

# WAS BEI DER WUNSCHKIND-DIÄT ZU BEACHTEN IST

Die Wunschkind-Diät ist grundsätzlich für alle Paare geeignet, die keine Probleme mit der Fruchtbarkeit haben. Paare, die schon seit längerer Zeit versuchen, ein Kind zu zeugen und bei denen es nicht „klappt", sollten von einem Arzt prüfen lassen, ob bei ihnen eine Fruchtbarkeitsstörung vorliegt. Mit der Wunschkind-Diät werden sie dieses Problem jedenfalls nicht lösen können.

Paare, die sich zu einer Wunschkind-Diät entschließen, sollten zwei Monate vor der gewünschten Empfängnis damit beginnen. Haben sie irgendeine Art von Empfängnisverhütung (Pille, Spirale etc.) betrieben, so sollten sie ungefähr einen Monat vor Beendigung der Empfängnisverhütung mit der Diät beginnen. Im Prinzip müßte nur die Frau Diät halten, denn die Diät basiert auf der Erkenntnis, daß die Zusammensetzung der Mineralsalze in ihrem Organismus das Geschlecht des zukünftigen Kindes beeinflußt. Aber zum Kinderkriegen gehören bekanntermaßen zwei. Und aus psychologischen Gründen (und aus Gründen der Solidarität) ist es empfehlenswert, daß sich auch der zukünftige Vater an die Diät hält. Außerdem ist es lustiger, zu zweit ein Menü zu verzehren als alleine, und es ist weniger aufwendig, für zwei das gleiche zu kochen, als für jeden separat ein Gericht zuzubereiten. Die hier vorgestellte Diät ist so aufgebaut, daß sie ausgewogen und wohlschmeckend und für jedermann geeignet ist.

Während der Zeit, in der die Wunschkind-Diät eingehalten wird, sollte die Frau
— keine Medikamente einnehmen,
— keine anderen Maßnahmen zur Empfängnisbestimmung anwenden,
— keinen Regelkalender verwenden,
— nicht versuchen, den Eisprung zu bestimmen,
— keine Manipulation durch Scheidenspülungen durchführen.

Die Einnahme von Medikamenten ist generell untersagt, mit Ausnahme von zwei Präparaten:
2× eine Kaliumtablette täglich für die Jungen-Diät,
2× je eine Magnesium- und eine Kalziumtablette täglich für die Mädchen-Diät.
Auf jeden Fall sollte sie sich aber diesbezüglich vorher mit ihrem Arzt absprechen, ob gegen die Einnahme dieser Tabletten eine Kontraindikation besteht.

Auf keinen Fall sollte man sich durch die Wunschkind-Diät die Lust an der Sexualität nehmen lassen. Die Sexualität sollte völlig spontan bleiben: Denn es ist eine alte Erfahrung, daß es bei regelmäßigem und spontanem Verkehr meist viel schneller zu einer Empfängnis kommt, als wenn man genau plant und exakt rechnet und sich dadurch völlig verkrampft. Kein Paar sollte Angst haben, daß es bei nicht genauer Kenntnis des Eisprunges nicht zur Empfängnis kommt: Die Samenzellen überleben bis zu 48 Stunden im Eileiter der Frau, ebenso ist die Eizelle bis zu 48 Stunden befruchtungsfähig. Bei einem Geschlechtsverkehr ungefähr in der Mitte des Zyklus ergibt sich dadurch ein „Spielraum" von bis zu vier Tagen.

Sollte es dennoch nicht gleich im ersten Zyklus klappen, sollte man nicht gleich nervös werden: Die Fortpflanzung des Menschen ist so eingerichtet, daß die Chance einer Empfängnis auch bei ganz normaler Fruchtbarkeit nur 25 bis 30% pro Zyklus beträgt. Aber dafür hat der Mensch, im Gegensatz zu den meisten Tieren, zwölfmal im Jahr die Möglichkeit zur Empfängnis.

## WIE ERFOLGREICH IST DIE WUNSCHKIND-DIÄT?

Wissenschaftliche Untersuchungen haben eine Erfolgsrate von 76 bis 86% ergeben. Das ist schon sehr beachtlich, allerdings beträgt sie nicht 100%. Das heißt, eine Garantie, daß das Kind auch wirklich das gewünschte Geschlecht haben wird, gibt es bei dieser Diät — ebensowenig wie bei irgendeiner anderen bekannten Methode zur Geschlechtsfestlegung — nicht. 80% bedeutet, daß im Gegensatz zur normalen Geschlechtsverteilung von 50:50 durch die Diät eine Verschiebung der Wahrscheinlichkeit in Richtung 80:20 erfolgt. Dies muß jedem Paar, das es mit der Wunschkind-Diät probieren möchte, klar sein.

Wir möchten an dieser Stelle mit Nachdruck darauf hinweisen, daß die Wunschkind-Diät nicht dazu geeignet ist, ein bestimmtes Geschlecht mit hundertprozentiger Sicherheit auszuschließen. Sollte es für ein Paar aus medizinischen (oder anderen) Gründen notwendig sein, z. B. auf keinen Fall einen Jungen zu bekommen, so ist die Wunschkind-Diät ungeeignet. Ein medizinischer Grund kann z. B. die Übertragung einer Erbkrankheit sein. Bekanntestes Beispiel dafür ist die Bluterkrankheit, die zwar von Frauen übertragen wird, aber nur bei männlichen Nachkommen auch in Erscheinung tritt und ein lebensbedrohliches Krankheitsbild darstellt. In so einem Fall gibt es derzeit nur die Möglichkeit der pränatalen Diagnose (d. h. der Geschlechtsfeststellung während der Schwangerschaft) und — im ungünstigsten Fall — des Schwangerschaftsabbruches. Eine Diskussion der damit verbundenen ethischen, moralischen und psychologischen Probleme würde den Rahmen dieses Buches sprengen. Es sollte hier nur darauf hingewiesen werden, in welchen Fällen von einer Wunschkind-Diät abzuraten wäre.

Die Wunschkind-Diät ist jedoch in jenen Fällen den Versuch wert, wo das Paar sich ein Kind wünscht und einem Geschlecht leicht den Vorzug gibt, es jedoch keine Katastrophe ist, wenn es dann doch das andere wird, also beispielsweise wenn das Paar schon einen Jungen hat und sich als zweites Kind ein Mädchen wünscht oder umgekehrt.

## GIBT ES GEFAHREN ODER NEBENWIRKUNGEN BEI DER WUNSCHKIND-DIÄT?

Bei der Zusammenstellung der Diät wurde darauf geachtet, daß die Mahlzeiten einerseits gesund und ausgewogen sind und andererseits die entsprechende Ionenzusammensetzung stimmt.

Es muß aber darauf hingewiesen werden, daß jede Frau bei Auftreten von Beschwerden wie Übelkeit, Schwäche, Nierenschmerzen, Koliken, Bluthochdruck, Blutniederdruck, Herzbeschwerden oder Muskelkrämpfen den Arzt aufsuchen sollte, um die Ursachen dafür zu klären. Die Diät sollte in solchen Fällen vorsichtshalber abgebrochen werden.

Im allgemeinen haben wissenschaftliche Untersuchungen jedoch gezeigt, daß es zu keiner krankhaften Verschiebung der Mineralsalzkonzentration im Organismus kommen kann.

## WELCHEN STELLENWERT HABEN FLEISCH, FISCH UND EIER IN DER WUNSCHKIND-DIÄT?

Bei der Mädchen-Wunsch-Diät ebenso wie bei der Jungen-Wunsch-Diät ist der Fettanteil mit 85 g bzw. 95 g pro Tag nieder bemessen.

Das ist gut so! Denn diese Menge Fett entspricht den internationalen Forderungen nach einer gesunden Ernährungs- und Lebensweise: Erwachsene Menschen sollten nicht mehr als 60—80 g Fett pro Tag zu sich nehmen.

Diese Menge teilt sich auf in 30 g Streichfett und 30—50 g verborgenes Fett (in Fleisch, Fisch, Eiern, Milchprodukten usw. enthalten). Diese empfohlene Menge ist schnell erreicht, wie folgendes Beispiel zeigt:

| | | |
|---|---|---|
| 30 g Butter | = 30 g Fett | (1 1/2 Stück abgepackte Hotelbutter) |
| 1/2 l Vollmilch | = 17,5 g Fett | |
| 25 g Tilsiter | = 14 g Fett | (2 dünne Scheiben) |
| 10 g Sonnenblumenöl | = 6,3 g Fett | (1 Eßlöffel) |
| Summe | = 67,8 g Fett | |

In dieser Aufstellung sind noch nicht einmal die fettreichen tierischen Lebensmittel wie Fleisch, Fisch und Eier enthalten. So liefern z. B.:

**Fettgehalt einiger tierischer Lebensmittel**

| | |
|---|---|
| 1 Hühnerei | 6 g Fett |
| 50 g Mettwurst | 25 g Fett |
| 100 g Kotelett | 30 g Fett |
| 100 g Heringsfilet | 20 g Fett |

Weiters soll erwähnt werden, daß Fleisch, Fisch und Eier reichlich Natrium und Magnesium enthalten, was sie einerseits für die Mädchen-Diät (zuviel Natrium) und andererseits für die Jungen-Diät (zuviel Magnesium) ungeeignet macht:

**Natrium- und Magnesiumgehalt einiger Fleisch- und Fischsorten**

| | | |
|---|---|---|
| 100 g Rindfleisch/Lende | 74 mg Natrium | 23 mg Magnesium |
| 100 g Schweinefleisch/Keule | 72 mg Natrium | 21 mg Magnesium |
| 100 g Seezunge | 100 mg Natrium | 73 mg Magnesium |
| 100 g Austern | 73 mg Natrium | 40 mg Magnesium |
| 100 g Hummer | 270 mg Natrium | 22 mg Magnesium |

# DIE JUNGEN-DIÄT

## DIE WAHL DER RICHTIGEN NAHRUNGSMITTEL

Bei der Jungen-Diät sollte möglichst viel Kalium und Natrium in der Nahrung enthalten sein und möglichst wenig Kalzium und Magnesium. Deshalb sollten folgende Nahrungsmittel während der Diät gemieden werden, es sei denn, sie sind in den Rezepten ausdrücklich angeführt.

**Nahrungsmittel, die während der Jungen-Diät NICHT gegessen werden sollten (außer in den Mengen, wie sie in den Rezepten angegeben sind):**

| | |
|---|---|
| **Milch und Milchprodukte** | Kondensmilch, Magermilchpulver, Vollmilchpulver, Edamer, Emmentaler, Limburger Käse |
| **Fische** | Alle Fische, See- und Meerestiere |
| **Fleisch und Fleischerzeugnisse** | Truthahnfleisch, Hirschfleisch, Kaninchenfleisch, Suppenwürfel (Fleischextrakt), Frühstücksfleisch (Luncheon meat), Rindfleisch in Dosen |
| **Getreide und Getreideerzeugnisse aus dem ganzen Korn** | Dinkel, Grünkern, Gerste, Hafer, Hirse, Mais, Roggen, Weizen, Steinmetzbrot |
| **Hefe** | Bierhefe, Bäckerhefe, Torulahefe |
| **Hülsenfrüchte** | Alle Hülsenfrüchte (außer Linsen) |
| **Samen und Nüsse** | Cashew-Nüsse, Erdnüsse, Erdnußbutter, Erdnußflocken, Kokosflocken, Leinsamen, Lupiniensamen, Haselnüsse, Walnüsse, Pistazienkerne |
| **Gemüse und Obst** | Brunnenkresse, grüne Erbsen, roher Spinat, roher Zuckermais, Portulak, Stangensellerie, Grünkohl, Weißkohl/-kraut, Rotkohl/-kraut, Kohlrüben, Artischocken, Trüffeln, Kiwi, Passionsfrucht, Datteln, getrocknete Feigen, Korinthen, Rosinen, getrocknete Aprikosen/Marillen, Kartoffelchips, rohe Löwenzahnblätter, Meerrettich/Kren |
| **Diverses** | Senf, Kakaopulver, Nougat, Brotaufstrich auf Nußbasis, Schokolade, Bier |

**Bei der Jungen-Diät sollten immer folgende Lebensmittel vorrätig sein:**

| | |
|---|---|
| **Brot** | Weizenvollkornbrot |
| **Getreide und Kartoffeln** | Kartoffeln, polierter, parboiled Reis, Vollreisflocken, Maisgrieß, Weizenkeime |
| **Milchprodukte** | Quark/Topfen 20% F.i.Tr., saure Sahne, Sauerrahm, Buttermilch, Magerjoghurt, Kefir, Tilsiter 45% F.i.Tr., Edelpilzkäse 50% F.i.Tr. |
| **Obst und Gemüse** | Avocados, Bananen, Rote-Bete/Rote-Rüben, Möhren/Karotten, Äpfel, Birnen, Orangen, Zitronen, Backpflaumen/Dörrzwetschken, Knoblauch, frische Kräuter (Petersilie, Dill, Schnittlauch) oder tiefgekühlte Kräutermischung |
| **Würzmittel** | Gemüsebrühwürfel, Salz, sämtliche Gewürze (wie bei der Mädchen-Wunsch-Diät beschrieben), Apfelessig |
| **Säfte** | Tomatensaft, Gemüsesaft, Karottensaft, Tomatenketchup |
| **Süße Würzmittel** | Honig, Zucker, Hagebuttenkonfitüre |
| **Zum Knabbern** | getrocknete Pfirsiche |

## DIE REZEPTE

Alle Mengenangaben in den Rezepten gelten für zwei Personen. Die Rezepte sind in den Gruppen Frühstück, Für Zwischendurch und Mittags- und Abendgerichte alphabetisch gereiht.

Der folgende Vier-Wochen-Plan enthält alle Rezepte für einen Monat. Im zweiten Monat (und erforderlichenfalls in den weiteren Monaten) beginnt man mit dem Vier-Wochen-Plan wieder von vorne. Man kann die Wochen aber auch untereinander austauschen.

Möchte man einmal ein anderes Rezept als das im Vier-Wochen-Plan gerade vorgesehene verwenden, kann man anhand der auf den Seiten 101 bis 105 aufgelisteten Mineralsalz-Zusammensetzung der einzelnen Gerichte ein vergleichbares aussuchen.

# VIER-WOCHEN-PLAN FÜR DIE JUNGEN-DIÄT

## GETRÄNKE

Täglich ein Dreiviertel-Liter Aprikosen-/Marillen-Nektar, verdünnt mit einem Dreiviertel-Liter Leitungswasser oder magnesiumarmem Tafelwasser.

## 1. WOCHE

### 1. TAG

| | |
|---|---|
| **Frühstück** | 100 g* Weizenvollkornbrot<br>Kräuterquark/-topfen |
| **Zwischendurch** | Joghurtcreme |
| **Mittagessen** | Möhren-/Karottenfrischkost mit Bienenhonig<br>Vollkornnudeln mit Champignonsauce |
| **Abendessen** | Spinat-Avocado-Salat mit Joghurt-Dressing<br>120 g gebackene Kartoffeln mit saurer Sahne/Sauerrahm |

### 2. TAG

| | |
|---|---|
| **Frühstück** | 100 g Weizenvollkornbrot<br>Quark/Topfen mit Honig |
| **Zwischendurch** | Saure Sahne/Sauerrahm mit Banane und Orangensaft |
| **Mittagessen** | Wurzelkartoffeln mit Meerrettich/Kren |
| **Abendessen** | Überbackener Vollkorn-Knoblauchtoast<br>Blumenkohl-/Karfiolsalat |

### 3. TAG

| | |
|---|---|
| **Frühstück** | 100 g Weizenvollkornbrot<br>Schnittlauchquark/-topfen |
| **Zwischendurch** | Avocadodrink |
| **Mittagessen** | Naturreis mit Gemüse |
| **Abendessen** | Kartoffeln mit Kräuterquark/-topfen<br>und Tomatenscheiben |

* Die Gewichtsangaben im Vier-Wochen-Plan entsprechen jeweils der Menge pro Person.

## 4. TAG

| | |
|---|---|
| **Frühstück** | 50 g Weizenvollkornbrot<br>Joghurtmüsli |
| **Zwischendurch** | Apfelessig-Elixier |
| **Mittagessen** | Gebackene Kartoffeln<br>Rote Bete/Rote Rübe mit Meerrettich |
| **Abendessen** | Avocadosalat mit Champignons<br>100 g Weizenvollkornbrot |

## 5. TAG

| | |
|---|---|
| **Frühstück** | 100 g Weizenvollkornbrot<br>Süße Quark-/Topfen-Frischkost-Creme |
| **Zwischendurch** | Gemüse-Milch-Drink |
| **Mittagessen** | Kartoffelsuppe mit Möhren/Karotten und saurer Sahne/Sauerrahm<br>Banane mit Weizenkeimen |
| **Abendessen** | Friséesalat mit Avocados<br>100 g Weizenvollkornbrot |

## 6. TAG

| | |
|---|---|
| **Frühstück** | 100 g Weizenvollkornbrot<br>125 g Quark/Topfen mit Honig |
| **Zwischendurch** | Tomaten-Buttermilch |
| **Mittagessen** | Kartoffelgulasch |
| **Abendessen** | Avocados mit Käsecreme<br>100 g Weizenvollkornbrot |

## 7. TAG

| | |
|---|---|
| **Frühstück** | 100 g Weizenvollkornbrot<br>Meerrettich-/Krenaufstrich mit Apfel |
| **Zwischendurch** | Bananen-Creme mit Backpflaumen/Dörrzwetschken |
| **Mittagessen** | Kartoffel-Spinat-Auflauf<br>Rote-Bete-/Rote-Rüben-Frischkost |
| **Abendessen** | Vollkorntoasts mit Avocadopüree |

# 2. WOCHE

## 1. TAG

| | |
|---|---|
| **Frühstück** | 100 g Weizenvollkornbrot<br>Vitaminaufstrich |
| **Zwischendurch** | Möhren-/Karottenjoghurt |
| **Mittagessen** | Schollenfilet mit Zwiebelringen in Folie<br>Kartoffelpüree aus Pellkartoffeln |
| **Abendessen** | 100 g Weizenvollkornbrot<br>Gefüllte Avocados |

## 2. TAG

| | |
|---|---|
| **Frühstück** | 100 g Weizenvollkornbrot<br>Birnenpaste |
| **Zwischendurch** | Bananen-Creme |
| **Mittagessen** | Gebackene Kartoffeln mit Paprika-Quark/-Topfen<br>Zucchinisalat |
| **Abendessen** | Überbackener Champignontoast |

## 3. TAG

| | |
|---|---|
| **Frühstück** | 100 g Weizenvollkornbrot<br>Quark/Topfen mit Champignons |
| **Zwischendurch** | Möhren-/Karotten-Bananen-Cocktail |
| **Mittagessen** | Maisgrieß-Flammerie<br>Saure Sahne/Sauerrahm mit Birnen |
| **Abendessen** | Kartoffel-Gemüse-Cremesuppe |

## 4. TAG

| | |
|---|---|
| **Frühstück** | 50 g Weizenvollkornbrot<br>Orangen-Bananen-Quark/-Topfen |
| **Zwischendurch** | Saure Sahne/Sauerrahm mit Obst und Gemüsesaft |
| **Mittagessen** | Kartoffeln mit Birnen<br>Möhren-/Karottensalat |
| **Abendessen** | Avocadotoast |

## 5. TAG

| | |
|---|---|
| **Frühstück** | 50 g Weizenvollkornbrot<br>Frühstücksalat |
| **Zwischendurch** | Kräutermilch |
| **Mittagessen** | Bananenauflauf |
| **Abendessen** | Gebackene Kartoffeln mit Meerrettichquark/Krentopfen |

## 6. TAG

| | |
|---|---|
| **Frühstück** | 100 g Weizenvollkornbrot<br>Gurken-Knoblauch-Quark/-Topfen |
| **Zwischendurch** | Vitamin-Drink |
| **Mittagessen** | Avocadosuppe mit Kartoffeln |
| **Abendessen** | Möhren-/Karotten-Apfel-Vollkornbrot |

## 7. TAG

| | |
|---|---|
| **Frühstück** | 50 g Weizenvollkornbrot<br>Saure Sahne/Sauerrahm mit<br>Backpflaumen/Dörrzwetschken und Weizenkeimen |
| **Zwischendurch** | Hagebuttenjoghurt |
| **Mittagessen** | Gebackene Kümmelkartoffeln<br>mit Schinkenquark/-topfen<br>Rote-Bete-/Rote-Rüben-Salat mit Apfel<br>und Meerrettich/Kren |
| **Abendessen** | 100 g Weizenvollkornbrot<br>Avocados mit Kressemarinade |

# 3. WOCHE

## 1. TAG

| | |
|---|---|
| **Frühstück** | 100 g Weizenvollkornbrot<br>Tomatenquark/-topfen |
| **Zwischendurch** | Trockenfrüchtekompott |
| **Mittagessen** | Nudelpfanne |
| **Abendessen** | Kartoffel-Lauch-Puffer<br>Birnen-Avocado-Salat |

## 2. TAG

| | |
|---|---|
| **Frühstück** | 100 g Weizenvollkornbrot<br>Quark-/Topfencreme mit Fruchtsauce |
| **Zwischendurch** | Bananen-Buttermilch |
| **Mittagessen** | Gebackene Kümmelkartoffeln mit Tomatensauce |
| **Abendessen** | Avocadococktail<br>100 g Weizenvollkornbrot |

## 3. TAG

| | |
|---|---|
| **Frühstück** | 100 g Weizenvollkornbrot<br>Quark-Möhren-/Topfen-Karotten-Aufstrich |
| **Zwischendurch** | Gemüsesaft mit Obstessig |
| **Mittagessen** | Kartoffeln mit Frischkäse<br>Tomatensalat mit Basilikum |
| **Abendessen** | Avocados mit Kräutermarinade<br>100 g Weizenvollkornbrot |

## 4. TAG

| | |
|---|---|
| **Frühstück** | 50 g Weizenvollkornbrot<br>Weizenkeim-Bananen-Müsli |
| **Zwischendurch** | Bananen-Orangensaft |
| **Mittagessen** | Bratkartoffeln mit Schinken<br>Spinatsalat |
| **Abendessen** | Vollkorntoast mit Gemüse |

## 5. TAG

| | |
|---|---|
| **Frühstück** | Wurzelfrischkost auf Weizenvollkornbrot |
| **Zwischendurch** | Saure Sahne/Sauerrahm mit Obstessig |
| **Mittagessen** | Maisgrieß mit Bananen und Backpflaumen/Dörrzwetschken |
| **Abendessen** | Spinat-Avocado-Salat mit Käse-Dressing<br>100 g Weizenvollkornbrot |

## 6. TAG

| | |
|---|---|
| **Frühstück** | 100 g Weizenvollkornbrot<br>Weizenkeimquark/-topfen |
| **Zwischendurch** | Bananen-Hagebutten-Creme |
| **Mittagessen** | Vollreisflockensuppe mit Backpflaumen/Dörrzwetschken |
| **Abendessen** | Avocado-Mousse<br>200 g Kartoffeln |

## 7. TAG

| | |
|---|---|
| **Frühstück** | 50 g Weizenvollkornbrot<br>Saure Sahne/Sauerrahm mit Cornflakes |
| **Zwischendurch** | Apfel-Möhren-/Karotten-Mix |
| **Mittagessen** | Kartoffel-Pilz-Auflauf<br>Rote-Bete-/Rote-Rüben-Cocktail |
| **Abendessen** | Avocadosalat<br>100 g Weizenvollkornbrot |

# 4. WOCHE

## 1. TAG

| | |
|---|---|
| **Frühstück** | 100 g Weizenvollkornbrot<br>Quark/Topfen mit Honig |
| **Zwischendurch** | Obst-Weizenkeim-Mix |
| **Mittagessen** | Vollkornspaghetti mit Champignon-Käse-Creme<br>Möhren-/Karotten-Sellerie-Salat |
| **Abendessen** | Avocadoaufstrich, Tomatenscheiben<br>100 g Weizenvollkornbrot |

## 2. TAG

| | |
|---|---|
| **Frühstück** | 100 g Weizenvollkornbrot<br>Backpflaumen-/Dörrzwetschken-Aufstrich |
| **Zwischendurch** | Bananen mit saurer Sahne/Sauerrahm |
| **Mittagessen** | Kartoffeln am Spieß<br>Rote-Bete-/Rote-Rüben-Gemüse |
| **Abendessen** | Schlemmertoast |

## 3. TAG

| | |
|---|---|
| **Frühstück** | 100 g Weizenvollkornbrot<br>Birnenfrischkost |
| **Zwischendurch** | Apfeljoghurt |
| **Mittagessen** | Kartoffelsuppe mit Sellerie und Blattspinat<br>50 g Weizenvollkornbrot |
| **Abendessen** | Avocadococktail<br>Überbackenes Weizenvollkornbrot |

## 4. TAG

| | |
|---|---|
| **Frühstück** | 50 g Weizenvollkornbrot<br>Vital-Müsli |
| **Zwischendurch** | Joghurtbecher |
| **Mittagessen** | Kartoffeln mit Schnittlauchquark/-topfen<br>Möhren-/Karottensalat mit Meerrettich/Kren |
| **Abendessen** | Käsesalat mit Tomaten<br>100 g Weizenvollkornbrot |

## 5. TAG

| | |
|---|---|
| **Frühstück** | 100 g Weizenvollkornbrot<br>Quark-/Topfen-Aufstrich |
| **Zwischendurch** | Saure Sahne/Sauerrahm mit Banane und Orangensaft |
| **Mittagessen** | Maisflocken-Bananen-Auflauf |
| **Abendessen** | Tomatensuppe<br>100 g Weizenvollkornbrot |

## 6. TAG

| | |
|---|---|
| **Frühstück** | 100 g Weizenvollkornbrot<br>Rote-Bete-/Rote-Rüben-Aufstrich |
| **Zwischendurch** | Bananen-Flip |
| **Mittagessen** | Kartoffeln mit Brokkoli an Käsesauce |
| **Abendessen** | Avocado-Kreation<br>100 g Weizenvollkornbrot |

## 7. TAG

| | |
|---|---|
| **Frühstück** | 100 g Weizenvollkornbrot<br>Kümmel-Tomaten-Quark/-Topfen |
| **Zwischendurch** | Bananen-Müsli |
| **Mittagessen** | Gefüllte Kartoffeln mit grünem Quark/Topfen |
| **Abendessen** | Frühlingsbrot |

# ZUM FRÜHSTÜCK

## BACKPFLAUMEN - / DÖRRZWETSCHKEN - AUFSTRICH

**250 g Quark/Topfen (20% F.i.Tr.)**
**1/8 l saure Sahne/Sauerrahm**

**100 g entsteinte und feingehackte**
**Backpflaumen/Dörrzwetschken**

Alle Zutaten gut vermischen.

## BIRNENFRISCHKOST

**4 Birnen**
**1 Eßlöffel Honig**
**1/4 l saure Sahne/Sauerrahm**
**Zitronensaft**

**6 entsteinte, kleingehackte**
**Backpflaumen/Dörrzwetschken**
**1 Eßlöffel Weizenkeime**

Zwei Birnen samt Schale und Kerngehäuse reiben, mit Honig, saurer Sahne/Sauerrahm, Zitronensaft und den kleingeschnittenen Backpflaumen/Dörrzwetschken vermischen. Die restlichen Birnen kleinwürfelig schneiden und mit der Frischkost vermengen.
Diese in zwei Dessertschalen anrichten und mit Weizenkeimen bestreut servieren.

## BIRNENPASTE

**100 g getrocknete, ungeschwefelte Birnen**
**100 ml Apfelsaft**
**4 entsteinte Backpflaumen/**
**Dörrzwetschken**

**Zimt**
**abgeriebene Schale**
**einer unbehandelten Zitrone**

Die Birnen und Backpflaumen/Dörrzwetschken im Apfelsaft über Nacht, am besten im Kühlschrank, einweichen.
Am nächsten Tag die Birnen mit den Pflaumen pürieren, so daß eine streichfähige Paste entsteht. Mit etwas Zimt und Zitronenschale abschmecken.

# FRÜHSTÜCKSALAT

1 in dünne Scheiben geschnittene Orange
1 in dünne Scheiben geschnittene
Grapefruit
2 in dünne Scheiben geschnittene Bananen

6 entkernte, zerkleinerte
Backpflaumen/Dörrzwetschken
Zimt
1/4 l saure Sahne/Sauerrahm

Die Früchte mit saurer Sahne/Sauerrahm und Zimt vermischen.

# GURKEN-KNOBLAUCH-QUARK/-TOPFEN

1 kleine Zwiebel
1 Knoblauchzehe
1/2 Salatgurke
frische Kräuter
(Dill, Schnittlauch und Petersilie)

250 g Quark/Topfen (20% F.i.Tr.)
Salz
Pfeffer
1 rote Paprikaschote

Die Zwiebel und die Knoblauchzehe schälen und beides fein hacken. Die Salatgurke waschen und in kleine Würfel schneiden.
Die Zwiebel, den Knoblauch und die Gurke mit einem Teil der feingehackten Kräuter unter den Quark/Topfen mischen und mit Salz und Pfeffer abschmecken.
Die Paprikaschote der Länge nach halbieren, die Kerne und das weiße Innere entfernen, die Schote in Streifen schneiden und mit den restlichen Kräutern vermischen.
Den Gurken-Knoblauch-Quark/-Topfen damit garnieren.

# JOGHURTMÜSLI

1/2 l fettarmes Joghurt
4 Eßlöffel Weizenkeime
2 mittelgroße Äpfel oder Birnen

etwas Zitronensaft
1 Eßlöffel Honig

Äpfel bzw. Birnen in kleine Würfel schneiden.
Das Joghurt mit dem kleingeschnittenen Obst vermischen, mit Zitronensaft und Honig abschmecken, zuletzt die Weizenkeime darüberstreuen.

## KRÄUTERQUARK / -TOPFEN

250 g Quark/Topfen (20% F.i.Tr.)     oder 2 Eßlöffel frische Kräuter
1/8 l saure Sahne/Sauerrahm     1 Teelöffel Kümmel
1 Paket tiefgefrorene Kräuter-Mischung     Salz

Alle Zutaten miteinander verrühren.

## KÜMMEL-TOMATEN-QUARK / -TOPFEN

250 g Quark/Topfen (20% F.i.Tr.)     1 kleine geschälte, entkernte Tomate
1 Teelöffel Kümmelpulver     Salz
1/8 l saure Sahne/Sauerrahm     ev. 1 grüne Paprikaschote

Die Tomate in kleine Würfel schneiden.
Alle Zutaten (mit Ausnahme der Paprikaschote) vermischen.
Die Paprikaschote entkernen und in Streifen schneiden.
Den Quark/Topfen damit garnieren.

## MEERRETTICH- / KRENAUFSTRICH MIT APFEL

250 g Quark/Topfen (20% F.i.Tr.)     Paprikapulver
1 Apfel     1/4 Salatgurke,
30 g feingeriebener Meerrettich/Kren     in Scheiben geschnitten
1 Messerspitze Zucker     1/2 Apfel, in Scheiben geschnitten
Salz     1 Tomate, in Scheiben geschnitten
1/8 l saure Sahne/Sauerrahm     4 Scheiben Weizenvollkornbrot

Den Meerrettich/Kren und den Apfel mit der Schale reiben.
Mit Zucker, Salz, Quark/Topfen und der sauren Sahne/dem Sauerrahm vermischen.
Brotscheiben mit diesem Aufstrich bestreichen, ein wenig Paprika daraufstreuen und mit Scheiben von Salatgurken, Tomaten und dünnen Apfelscheiben garnieren.

## ORANGEN-BANANEN-QUARK/-TOPFEN

| | |
|---|---|
| 250 g Quark/Topfen (20% F.i.Tr.) | abger. Zitronen- und Orangenschale |
| 1/2 Zitrone | 1 Banane |
| 2 Orangen | 2 Eßlöffel Weizenkeime |

Quark/Topfen mit Zitronensaft und dem Saft einer Orange verrühren. Zitronen- und Orangenschale, das kleingeschnittene Fruchtfleisch einer Orange und die kleingeschnittene Banane untermengen.
Mit Weizenkeimen bestreut servieren.

## QUARK-/TOPFEN-AUFSTRICH

| | |
|---|---|
| 250 g Quark/Topfen (20% F.i.Tr.) | etwas ganzen oder gemahlenen |
| 1/8 l saure Sahne/Sauerrahm | Kümmel |
| Salz | Radieschen- und Gurkenscheiben |
| | 4 Scheiben Weizenvollkornbrot |

Den Quark/Topfen mit der sauren Sahne/dem Sauerrahm verrühren, mit Salz und Kümmel würzen, Brote damit bestreichen und mit Radieschen- und Gurkenscheiben garnieren.

## QUARK-/TOPFENCREME MIT FRUCHTSAUCE

| | |
|---|---|
| 250 g Quark/Topfen (20% F.i.Tr.) | 2 Eßlöffel Hagebuttenkonfitüre |
| 1/8 l saure Sahne/Sauerrahm | 2 Eßlöffel Weizenkeime |

Quark/Topfen mit saurer Sahne/Sauerrahm cremig rühren und in zwei Glasschalen füllen. Konfitüre mit wenig Wasser zu einer Sauce verrühren und über die Quark-/Topfencreme gießen, die Weizenkeime darüberstreuen.

## QUARK / TOPFEN MIT CHAMPIGNONS

| | |
|---|---|
| **250 g Quark/Topfen (20% F.i.Tr.)** | **Dill** |
| **2 große Champignons** | **Petersilie** |
| **Zitronensaft** | **Salz** |
| **1 kleine Zwiebel** | **Pfeffer** |

Die Champignons putzen, in Zitronenwasser waschen, in kleine Würfel schneiden. Die Zwiebel schälen, dann ebenfalls in feine Würfel schneiden.
Das Gemüse mit dem Quark/Topfen und den feingehackten Kräutern mischen, mit Salz und Pfeffer abschmecken.

**HINWEIS:** *Der Quark/Topfen mit Champignons sollte noch am selben Tag verbraucht werden.*

## QUARK / TOPFEN MIT HONIG

| | |
|---|---|
| **250 g Quark/Topfen (20% F.i.Tr.)** | **2 Eßlöffel Honig** |
| **1/8 l saure Sahne/Sauerrahm** | **100 g getrocknete, gehackte Pfirsiche** |

Alle Zutaten miteinander verrühren.

## QUARK - MÖHREN - / TOPFEN - KAROTTEN - AUFSTRICH

| | |
|---|---|
| **250 g Quark/Topfen (20% F.i.Tr.)** | **Salz** |
| **1/8 l saure Sahne/Sauerrahm** | **etwas Kümmel** |
| **3 Möhren/Karotten** | **Zitronensaft** |

Quark/Topfen mit saurer Sahne/Sauerrahm und den Gewürzen gut vermischen, feinst geriebene Möhren/Karotten einrühren und mit etwas Zitronensaft abschmecken.

# ROTE-BETE-/ROTE-RÜBEN-AUFSTRICH

| | |
|---|---|
| **250 g Quark/Topfen (20% F.i.Tr.)** | **Zitronensaft** |
| **1/8 l saure Sahne/Sauerrahm** | **1 Prise Zucker** |
| **1 kleine geschälte Rote Bete/Rote Rübe** | **Salz** |
| **1 Apfel** | |

Apfel und Rote Bete/Rote Rübe fein reiben und mit Zitronensaft, Salz und Zucker abschmecken, mit Quark/Topfen und saurer Sahne/Sauerrahm vermischen.

# SAURE SAHNE/SAUERRAHM MIT BACKPFLAUMEN/DÖRRZWETSCHKEN UND WEIZENKEIMEN

| | |
|---|---|
| **12 Backpflaumen/Dörrzwetschken** | **1 Eßlöffel Honig** |
| **1/4 l saure Sahne/Sauerrahm** | **2 Eßlöffel Weizenkeime** |
| **Zitronensaft** | |

Dörrpflaumen über Nacht in Wasser einweichen. Danach entsteinen und kleinschneiden. In einer Schüssel saure Sahne/Sauerrahm, Zitronensaft, Honig, Dörrpflaumen und die Hälfte der Weizenkeime vermischen. Die andere Hälfte der Weizenkeime zum Garnieren verwenden.

# SAURE SAHNE/SAUERRAHM MIT CORNFLAKES

| | |
|---|---|
| **1/4 l saure Sahne/Sauerrahm** | **Zitronensaft** |
| **1 Eßlöffel Honig** | **2 Äpfel oder 2 Birnen** |
| **4 Eßlöffel Cornflakes** | **6 Backpflaumen/Dörrzwetschken** |

Saure Sahne/Sauerrahm mit Honig gut verrühren, Cornflakes untermischen, mit Zitronensaft abschmecken. Obst kleinschneiden, Backpflaumen/Dörrzwetschken entsteinen und ebenfalls kleinschneiden. Mit den Cornflakes vermischen.

## SCHNITTLAUCHQUARK/-TOPFEN

250 g Quark/Topfen (20% F.i.Tr.)       1/4 l saure Sahne/Sauerrahm
etwas Kümmel                           Schnittlauch
Salz

Quark/Topfen, Kümmel, Salz und saure Sahne/Sauerrahm vermischen. Mit Schnittlauch bestreut servieren.


## SÜSSE QUARK-/TOPFEN-FRISCHKOST-CREME

250 g Quark/Topfen (20% F.i.Tr.)       1/4 l saure Sahne/Sauerrahm
2 mittelgroße Äpfel oder Birnen        2 Eßlöffel Weizenkeime
2 Eßlöffel Honig

Quark/Topfen mit Honig und saurer Sahne/Sauerrahm gut verrühren. Äpfel bzw. Birnen grob reiben, in zwei Portionsschüsselchen verteilen, Weizenkeime darüberstreuen und mit der Quark-/Topfencreme übergießen.


## TOMATENQUARK/-TOPFEN

250 g Quark/Topfen (20% F.i.Tr.)       1 Eßlöffel Tomatenmark oder
1 Prise Salz                           mildes Tomatenketchup
3—4 Eßlöffel Milch oder               1 kleine, feingehackte Zwiebel
saure Sahne/Sauerrahm                  Schnittlauch
2 Tomaten

Quark/Topfen mit Salz, Milch oder saurer Sahne/Sauerrahm, Tomatenmark oder Tomatenketchup und Zwiebel vermischen.
Den Quark/Topfen mit Tomatenscheiben garnieren und mit gehacktem Schnittlauch bestreuen.

# VITALMÜSLI

1/4 l saure Sahne/Sauerrahm
1 Eßlöffel Leinsamen
1 Eßlöffel Honig
3 Eßlöffel gemischte Getreideflocken

1 Eßlöffel Sonnenblumenkerne
1 Banane
1 Apfel
5 Backpflaumen/Dörrzwetschken

Die Backpflaumen/Dörrzwetschken über Nacht in Wasser einweichen.
Saure Sahne/Sauerrahm mit Honig verrühren. Die Banane kleinschneiden, den
Apfel grob reiben und die Backpflaumen/Dörrzwetschken entsteinen und klein-
schneiden. Das Obst zur sauren Sahne/zum Sauerrahm geben, Getreideflocken,
Leinsamen und Sonnenblumenkerne hinzufügen und alles gut vermengen.

# VITAMINAUFSTRICH

250 g Quark/Topfen (20% F.i.Tr.)
1/8 l saure Sahne/Sauerrahm
1 Apfel
50 g Sellerie
50 g Möhren/Karotten

frische Kräuter
(Petersilie, Dill, Estragon)
Salz
gemahlener oder ganzer Kümmel

Quark/Topfen mit saurer Sahne/Sauerrahm glattrühren, die Möhre/Karotte
und die Sellerie dünn schälen, den Apfel mit der Schale waschen. Gemüse und
Apfel sehr fein hacken und unter den Quark/Topfen rühren, mit Kräutern, Salz
und Kümmel abschmecken.

# WEIZENKEIM - BANANEN - MÜSLI

3 Eßlöffel Weizenkeime
1/4 l saure Sahne/Sauerrahm
1 Banane

4 Backpflaumen/Dörrzwetschken
1 Eßlöffel Honig
Zitronensaft

Die Backpflaumen/Dörrzwetschken über Nacht in Wasser einweichen. Die
Banane zerdrücken, die Backpflaumen/Dörrzwetschken entsteinen und kleinschneiden.
Saure Sahne/Sauerrahm mit Honig verrühren, das Obst und die Weizenkeime
beifügen. Alles gut vermischen. Mit Zitronensaft abschmecken.

## WEIZENKEIMQUARK / -TOPFEN

**250 g Quark/Topfen (20% F.i.Tr.)**
**1 Eßlöffel Honig**

**2 Eßlöffel Weizenkeime**
**50 g getrocknete, kleingeschnittene Pfirsiche**

Alle Zutaten gut miteinander verrühren.

## WURZELFRISCHKOST AUF VOLLKORNBROT

**1 Möhre/Karotte**
**2 Radieschen**
**etwas Meerrettich/Kren**
**Salz**
**Zitronensaft**

**gehackte Petersilie**
**1/8 l saure Sahne/Sauerrahm**
**Weizenkeime**
**Schnittlauch**
**4 Scheiben Weizenvollkornbrot**

Die Möhre/Karotte, die Radieschen und den Meerrettich/Kren fein reiben. Mit Salz, Zitronensaft und gehackter Petersilie würzen. Saure Sahne/Sauerrahm und Weizenkeime hinzufügen und alles gut vermischen.
Brotscheiben mit der Frischkost bestreichen. Mit gehacktem Schnittlauch garnieren.

# FÜR ZWISCHENDURCH

## APFELESSIG-ELIXIER

4 Teelöffel Apfelessig
4 Teelöffel Honig

1/2 l Soda- oder
magnesiumarmes Mineralwasser

Apfelessig und Honig in das Mineralwasser einrühren.

## APFELJOGHURT

1/4 l fettarmes Joghurt
1/4 l Apfelsaft
Saft einer halben Zitrone

Saft einer Orange
1 Kaffeelöffel Honig
Zimt

Alle Zutaten gut verrühren.

## APFEL-MÖHREN-/KAROTTEN-MIX

2 Äpfel
2 Bananen
1 Möhre/Karotte

3—4 Tropfen Zitronensaft
1/4 l fettarmes Joghurt

Die Äpfel und die Möhre/Karotte fein reiben, die Banane zerdrücken. Alles mit
Zitronensaft beträufeln und dann mit dem Joghurt gut vermengen.

# AVOCADODRINK

| | |
|---|---|
| **1 reife Avocado** | **1 Eßlöffel Honig** |
| **Saft einer Zitrone** | **1/4 l Kefir** |
| **Saft von 2 Orangen** | |

Avocado halbieren, den Kern entfernen und das Fruchtfleisch aus der Schale lösen. Mit Zitronen- und Orangensaft im Mixer pürieren und abschmecken. Zum Schluß Kefir untermischen.

# BANANEN-BUTTERMILCH

| | |
|---|---|
| **1/2 l Buttermilch** | **Saft einer Zitrone** |
| **2 reife Bananen** | |

Alle Zutaten im Mixer verquirlen.

# BANANEN-CREME

| | |
|---|---|
| **2 Äpfel** | **Saft einer halben Zitrone** |
| **2 Bananen** | **Zimt** |
| **1/8 l Weißwein** | **1/4 l fettarmes Joghurt** |
| **2 Eßlöffel Honig** | |

Äpfel schälen, vierteln, Kerngehäuse ausschneiden. Mit Weißwein, Honig, Zitronensaft und Zimt weichdünsten. Die Bananen mit den Äpfeln im Mixer pürieren.
Erkalten lassen, Joghurt einrühren und in zwei Dessertschalen füllen.

## BANANEN-CREME MIT BACKPFLAUMEN / DÖRRZWETSCHKEN

2 Bananen
2 Teelöffel Honig
2 Teelöffel Zitronensaft

ev. etwas saure Sahne/Sauerrahm
6 Backpflaumen/Dörrzwetschken
einige Bananenscheiben

Die Backpflaumen/Dörrzwetschken über Nacht in Wasser einweichen; am nächsten Tag kleinschneiden. Die Bananen mit Honig und Zitronensaft pürieren, mit den Backpflaumen/Dörrzwetschken vermengen, eventuell etwas saure Sahne/Sauerrahm dazugeben.
In zwei Dessertschalen füllen, mit Bananenscheiben garnieren.

## BANANEN-FLIP

1/2 l Buttermilch
1 Eigelb
2 Bananen

3 Eßlöffel Zitronensaft
2 Eßlöffel Honig
Vanillezucker oder -aroma

Alle Zutaten im Mixer pürieren.

## BANANEN-HAGEBUTTEN-CREME

2 Bananen
2 Eßlöffel Hagebuttenkonfitüre

1/2 l fettarmes Joghurt

Bananen im Mixer pürieren, Hagebuttenkonfitüre beifügen, mit dem Joghurt cremig aufschlagen.

# BANANEN MIT SAURER SAHNE / SAUERRAHM

**2 Bananen**
**etwas Zitronensaft**

**1/4 l saure Sahne/Sauerrahm**

Bananen mit Zitronensaft im Mixer pürieren, saure Sahne/Sauerrahm unterziehen.

# BANANEN-MÜSLI

**2 Bananen**
**2 Eßlöffel Weizenkeime**
**1 Eßlöffel Honig**

**Saft einer halben Zitrone**
**Saft einer Orange**

Bananen in rosinengroße Würfel schneiden und mit Honig, Weizenkeimen, Zitronen- und Orangensaft vermischen.

# BANANEN-ORANGENSAFT

**2 Bananen**
**Saft von 4 Orangen**

**2 Eßlöffel Honig**
**Soda- oder**
**magnesiumarmes Mineralwasser**

Bananen zerdrücken, Honig und Orangensaft zugeben, auf zwei Gläser verteilen und mit Mineralwasser aufgießen.

# GEMÜSE-MILCH-DRINK

**1/8 l Möhren-/Karottensaft**
**1/8 l Selleriesaft**

**1/4 l saure Sahne/Sauerrahm**
**ev. etwas Curry**

Alle Zutaten mixen und sofort servieren.

## GEMÜSESAFT MIT OBSTESSIG UND LEINSAMEN

**1/2 l gemischter Gemüsesaft**
**4 Eßlöffel Apfelessig**

**2 Eßlöffel geschroteter Leinsamen**
**Salz**

Gemüsesaft mit Apfelessig und Salz abschmecken und mit Leinsamen vermischt in zwei Gläsern anrichten.

## HAGEBUTTENJOGHURT

**1/2 l fettarmes Joghurt**
**2 Eßlöffel Hagebuttenkonfitüre**

**2 Eßlöffel Honig**

Alle Zutaten gut miteinander verrühren.

## JOGHURTBECHER

**Saft von 2 Orangen**
**2 Eßlöffel Honig**
**Schale einer ungespritzten Orange**
**6 Blatt Gelatine**

**1/2 l fettarmes Joghurt**
**2 Bananen**
**1 Apfel**
**1 Orange**

Gelatine in kaltem Wasser einweichen.
Den Orangensaft, die abgeriebene Schale einer Orange und den Honig erhitzen. Die eingeweichte Gelatine darin auflösen.
Apfel, Bananen und Orange kleinschneiden. Mit dem Joghurt und dem Orangensaft mit Gelatine vermengen. In zwei Gläser füllen. Die Creme im Kühlschrank erstarren lassen.

## JOGHURTCREME

| | |
|---|---|
| 1/2 l fettarmes Joghurt | 1 Apfel |
| 2 Eßlöffel Honig | etwas Zitronensaft |
| 2 Bananen | |

Die Bananen zerdrücken, den Apfel fein reiben. Das Obst mit dem Joghurt vermischen und mit Honig und Zitronensaft abschmecken.

## KRÄUTERMILCH

| | |
|---|---|
| 1/2 l Buttermilch | (z. B. Kresse, Zitronenmelisse, |
| 1 Eßlöffel feingehackte Kräuter | Borretsch, Kerbel) |
| | Salz |

Kräuter fein hacken und mit der Buttermilch und etwas Salz verrühren.

## MÖHREN-/KAROTTEN-BANANEN-COCKTAIL

| | |
|---|---|
| 1/8 l Möhren-/Karottensaft | Saft einer halben Zitrone |
| 2 Bananen | 1/4 l Kefir |
| 1 Eßlöffel Honig | |

Möhren-/Karottensaft mit Bananen, Zitronensaft und Honig mixen und mit dem Kefir vermengen.

## MÖHREN-/KAROTTENJOGHURT

| | |
|---|---|
| 1/4 l fettarmes Joghurt | Saft einer Zitrone |
| 1/4 l Möhren-/Karottensaft | 1 Eßlöffel Honig |
| Saft von 2 Orangen | |

Möhren-/Karottensaft, Orangen-, Zitronensaft und Honig gut verrühren.

## OBST-WEIZENKEIM-MIX

1/2 l fettarmes Joghurt
1 Teelöffel Honig
2 Eßlöffel Weizenkeime

2 Bananen
1 Apfel

Den Apfel reiben, die Bananen zerdrücken. Mit Joghurt, Weizenkeimen und Honig gut verrühren.

## SAURE SAHNE/SAUERRAHM MIT BANANE UND ORANGENSAFT

2 Bananen
1 Orange

2 Eßlöffel Honig
1/4 l saure Sahne/Sauerrahm

Die Bananen zerdrücken, die Orange auspressen. Beides mit dem Honig und der sauren Sahne/dem Sauerrahm gut verrühren.

## SAURE SAHNE/SAUERRAHM MIT OBSTESSIG

1/4 l saure Sahne/Sauerrahm
3 Eßlöffel Obstessig

1 Kaffeelöffel Hagebuttenkonfitüre

Alle Zutaten gut miteinander verrühren.

## SAURE SAHNE/SAUERRAHM MIT OBST-GEMÜSE-SAFT

1/4 l saure Sahne/Sauerrahm
1/8 l schwarzer Johannisbeersaft

1/8 l Rote-Bete-/Rote-Rüben-Saft
Zitronensaft nach Geschmack

Alle Zutaten verquirlen.
Den Saft gut gekühlt servieren.

## TOMATEN - BUTTERMILCH

1/2 l Buttermilch
4 Eßlöffel mildes Tomatenketchup
oder Tomatenmark

1 Prise Zucker
Salz

Alle Zutaten gut miteinander verrühren.

## TROCKENFRÜCHTE - KOMPOTT

120 g getrocknete Apfelringe
120 g Backpflaumen/Dörrzwetschken
60 g getrocknete Pfirsiche

Saft und Schale einer Zitrone
Zimt

Die Trockenfrüchte über Nacht in Wasser einweichen.
Am nächsten Tag das Trockenobst mit Zimt und Zitronensaft und -schale im Einweichwasser ganz weichkochen.

## VITAMIN - DRINK

4 Äpfel
4 Möhren/Karotten

Saft von 2 Orangen
1 Kaffeelöffel Honig

Äpfel waschen, vierteln und entkernen, Möhren/Karotten putzen, waschen, in grobe Stücke schneiden, beides im elektrischen Entsafter auspressen, den Orangensaft hinzufügen. Mit Honig süßen.

# MITTAGS- UND ABENDGERICHTE

## AVOCADOAUFSTRICH

| | |
|---|---|
| **2 reife Avocados** | **feingehackter Schnittlauch** |
| **2 Teelöffel Zitronensaft** | **Pfeffer** |
| **4 Sardellenringe** | **Tomatenscheiben** |
| **Pfeffer** | |

Das Fruchtfleisch der Avocados zerdrücken, Zitronensaft daruntermischen, Sardellenringe fein hacken, unter das Avocadopüree mischen und mit Pfeffer abschmecken.
Mit Tomatenscheiben garnieren und mit Schnittlauch bestreuen.


## AVOCADOCOCKTAIL

| | |
|---|---|
| **2 geschälte Avocados** | **1 Teelöffel Zitronensaft** |
| **1 kleingeschnittene Tomate** | **1 Eßlöffel saure Sahne/Sauerrahm** |
| **1 kleine, gehackte Zwiebel** | **1 Teelöffel Öl** |
| **Salz** | **2 Tropfen Tabascosauce** |
| **Pfeffer** | |

Die Avocados nicht zu fein mit der Gabel zerdrücken und mit allen anderen Zutaten zu einem glatten Püree verrühren.

## AVOCADO-KREATION

**2 reife Avocados**                    **Kresse oder Petersilie**
**100 g Rahmbrie**

*Für die Marinade:*
**1 Kaffeelöffel Zitronensaft**          **Pfeffer**
**1 Kaffeelöffel Öl**                    **Salz**

Die Avocados vorsichtig aus der Schale lösen. Schale zur Seite stellen. Das Fruchtfleisch der Avocados und den Rahmbrie in kleine Würfel schneiden. Mit Kresse bzw. Petersilie vermischen. In den zurückbehaltenen Schalenhälften anrichten.

*Marinade:* Alle Zutaten für die Marinade miteinander verrühren und die Avocado-Kreation damit begießen.

## AVOCADO-MOUSSE

**2 Avocados**                          **2 Eßlöffel Öl**
**Salz**                                **1/4 l fettarmes Joghurt**
**Pfeffer**                             **4 Scheiben Vollkornbrot**

Das Fruchtfleisch der Avocados mit der Gabel zerdrücken und mit den übrigen Zutaten zu einem Püree verrühren.
Auf Vollkornbrot servieren.

## AVOCADOSALAT

**2 Avocados**                          **Salz**
**1/8 l Zitronensaft**                  **Pfeffer**
**Kerbel oder Petersilie**              **Tomatenscheiben**

Die Avocados schälen und in Würfel schneiden. Die Avocadowürfel ca. eine Stunde lang im Zitronensaft ziehen lassen. Danach den Saft abgießen. Die Avocados mit Salz und Pfeffer würzen und mit Tomatenscheiben garnieren. Mit gehacktem Kerbel oder gehackter Petersilie bestreuen.

## A VOCADOSALAT MIT C HAMPIGNONS

**1 reife Avocado**                    **100 g frische Champignons**

*Für die Marinade:*
**2 Eßlöffel fettarmes Joghurt**       **weißer Pfeffer**
**1 Eßlöffel Obstessig**               **1 feingehackte Zwiebel**
**1 Eßlöffel Öl**                      **Salz**

Die Avocado schälen und das Fruchtfleisch in Scheiben schneiden. Die Champignons in dünne Scheiben schneiden.

*Marinade:* Alle Zutaten für die Marinade miteinander verrühren. Avocados und Champignons mit der Marinade vermengen.

## A VOCADOS MIT K ÄSECREME

**2 reife Avocados**                   **Salz**
**125 g Rahmbrie**                     **Pfeffer**
**Zitronensaft**                       **ev. einige blaue Weinbeeren**

Avocados halbieren, die Steine herauslösen. Fruchtfleisch mit einem Löffel aus den Schalen lösen, die Schalen zur Seite stellen. Avocados und Rahmbrie mit einer Gabel zerdrücken. Mit Zitronensaft, Salz und Pfeffer würzen.
Diese Mischung in die Avocado-Schalen häufen und mit halbierten blauen Weintrauben garnieren.

## A V O C A D O S   M I T   K R Ä U T E R M A R I N A D E

**2 Avocados**

*Für die Marinade:*

| | |
|---|---|
| **1 Eßlöffel Öl** | **1 zerdrückte Knoblauchzehe** |
| **3 Eßlöffel Zitronensaft** | **1 Prise Zucker** |
| **Salz** | **2 Eßlöffel frisch gehackte Kräuter** |

Avocados halbieren, den Kern herauslösen. Die Avocados auf zwei Teller geben.

*Marinade:* Alle Zutaten gut miteinander verrühren. Die Marinade in die ausgehöhlten Avocados gießen.

## A V O C A D O S   M I T   K R E S S E M A R I N A D E

**2 Avocados**

*Für die Marinade:*

| | |
|---|---|
| **4 Eßlöffel Zitronensaft** | **1 zerdrückte Knoblauchzehe** |
| **Salz** | **feingehackte Kresse** |
| **1 Prise Zucker** | |

Avocados halbieren, den Kern herauslösen. Die Avocados auf zwei Teller geben.

*Marinade:* Alle Zutaten  gut miteinander verrühren. Die Marinade in die ausgehöhlten Avocados gießen.

66

## AVOCADOSUPPE MIT KARTOFFELN

| | |
|---|---|
| 3/8 l Gemüsebrühe (Instant) | 1 Teelöffel Zitronensaft |
| 3 Avocados | Salz |
| 1 große Kartoffel | Pfeffer |
| 1/8 l saure Sahne/Sauerrahm | Muskat |

Gemüsebrühe erhitzen. Avocados schälen, das Fruchtfleisch kleinschneiden. Die Kartoffel schälen und ebenfalls kleinschneiden.
Avocados und Kartoffel in der Brühe weichkochen, anschließend mit der Brühe pürieren. Saure Sahne/Sauerrahm und Zitronensaft unterrühren, würzen.


## AVOCADOTOAST

| | |
|---|---|
| 6 Scheiben Vollkornbrot | 20 g Butter oder Margarine |

*Für den Belag:*

| | |
|---|---|
| 2 Avocados | Salz |
| 4 Eßlöffel Zitronensaft | Pfeffer |
| 125 g Rahmbrie | Schnittlauch |

Brotscheiben toasten und mit Butter oder Margarine bestreichen.

*Belag:* Avocados schälen und das Fruchtfleisch in gleichmäßige Scheiben schneiden. Brotscheiben damit belegen. Würzen. Rahmbriescheiben darüberschichten und unter dem Grill überbacken.
Mit gehacktem Schnittlauch garnieren.

## BANANENAUFLAUF

| | |
|---|---|
| **4 Bananen** | **1/4 l Schlagsahne/-obers** |
| **20 g Butter** | **1 Teelöffel Zimt** |
| **250 g Quark/Topfen (20% F.i.Tr.)** | **Fett für die Backform** |
| **2 Eßlöffel Honig** | |

Bananen halbieren und in Butter leicht anbraten, Quark/Topfen mit Honig und der Hälfte der Sahne/des Obers schaumig rühren, mit Zimt würzen.
Eine feuerfeste Form befetten, die gebratenen Bananen abwechselnd mit der Quark-/Topfenmasse hineinschichten und die restliche Sahne/das restliche Obers darübergießen.
Im vorgeheizten Backofen bei 200° C 20 Minuten überbacken.

## BANANE MIT WEIZENKEIMEN

| | |
|---|---|
| **2 Bananen** | **1 Kaffeelöffel Honig** |
| **1/2 Zitrone** | **2 Kaffeelöffel Weizenkeime** |

Bananen schälen, der Länge nach halbieren. Zitronensaft und Honig gut miteinander verrühren, die Bananen damit bepinseln.
Die Bananen auf zwei Teller legen und mit Weizenkeimen bestreut servieren.

## BIRNEN-AVOCADO-SALAT

| | |
|---|---|
| **2 reife Birnen** | **2 grüne Salatblätter** |
| **2 reife Avocados** | |

*Für die Marinade:*
| | |
|---|---|
| **1 Eßlöffel Öl** | **Salz** |
| **2 Eßlöffel Zitronensaft** | **Pfeffer** |

Die Birnen schälen und in kleine Würfel schneiden. Die Avocados ebenfalls schälen und in kleine Würfel schneiden. Mit den Birnenwürfeln vermischen und auf zwei Salatblätter verteilen.

*Marinade:* Die Zutaten miteinander verrühren und über den Salat gießen.

# BLUMENKOHL-/KARFIOLSALAT

**1 kleiner Blumenkohl/Karfiol**                          **1 Zwiebel**

*Für die Marinade:*
**1/4 l fettarmes Joghurt**                          **Paprika**
**Salz**                          **1 Eßlöffel gehackter Schnittlauch**

Den Blumenkohl/Karfiol im Ganzen bißfest kochen und nach dem Auskühlen in kleine Röschen teilen. Die Röschen in eine Schüssel legen und eine in dünne Scheiben geschnittene Zwiebel darauf verteilen.

*Marinade:* Alle Zutaten gut miteinander verrühren und den Blumenkohl/Karfiol damit übergießen.

**HINWEIS:** *Man kann den Blumenkohl/Karfiol auch mit gekochten Brokkoliröschen vermischen.*

# BRATKARTOFFELN MIT SCHINKEN

**500 g Kartoffeln**                          **Pfeffer**
**2 Eßlöffel Öl**                          **100 g gehackter Schinken**
**1 große Zwiebel**                          **50 g geriebener Tilsiter (45% F.i.Tr.)**
**Salz**                          **feingehackte Petersilie**

Kartoffeln schälen, waschen, trocknen und in feine Scheiben schneiden. Öl in einer Pfanne erhitzen, Kartoffeln darin schnell anbraten. Dabei einige Male wenden. Zwiebel schälen, fein hacken und auf den Kartoffeln verteilen, mit Salz und Pfeffer würzen. In 20 Minuten garbraten.
Kurz vor Ende der Garzeit Schinken und Käse darüberstreuen und unter öfterem Wenden zu Ende braten (der Käse darf nicht anbrennen).
Auf einer Platte anrichten und mit feingehackter Petersilie bestreut servieren.

# FRISÉESALAT MIT AVOCADO

| | |
|---|---|
| 1 kleiner Kopf-, Frisée- oder Radicciosalat | Salz |
| 1 Grapefruit | Pfeffer |
| 2 reife Avocados | Zitronensaft |

*Für das Dressing:*

| | |
|---|---|
| 1/4 l fettarmes Joghurt | 1 Prise Zucker |
| 3 Eßlöffel saure Sahne/Sauerrahm | abgeriebene Schale einer Zitrone |
| 3 Eßlöffel Zitronensaft oder Apfelessig | |

Salatblätter waschen, zerpflücken oder grob schneiden. Grapefruit in Filets schneiden, dabei das Fruchtfleisch zwischen den weißen Häuten der einzelnen Segmente herausschneiden.
Avocados in Scheiben schneiden. Mit Zitronensaft, Salz und Pfeffer würzen.

*Dressing:* Alle Zutaten für das Dressing miteinander verrühren und abschmecken. Salatblätter, Grapefruit und Avocado vermischen und mit dem Dressing übergießen.

# FRÜHLINGSBROT

| | |
|---|---|
| 4 Scheiben Vollkornbrot | 2 hartgekochte Eier |
| 20 g Butter | 1 Bund Radieschen |
| Schnittlauch | Salz |
| Salatblätter | feingehackte Petersilie |

Vollkornbrote dünn mit Butter bestreichen, mit gehacktem Schnittlauch bestreuen. In die Mitte des Schnittlauchbrotes Eierscheiben legen, rechts und links davon in Streifen geschnittene Salatblätter und Radieschenscheiben legen. Leicht salzen und mit gehackter Petersilie garnieren.

## GEBACKENE KARTOFFELN (GRUNDREZEPT)

| | |
|---|---|
| **500 g Kartoffeln** | **Kümmel** |
| **Salz** | **Alufolie** |

Die Kartoffeln gründlich waschen, trocknen und der Länge nach halbieren. Mit Salz und Kümmel bestreuen, in Alufolie wickeln oder mit der Schnittfläche auf ein befettetes Backblech setzen. Die Kartoffeln ca. 30 Minuten im Backofen backen.

## GEBACKENE KARTOFFELN MIT MEERRETTICHQUARK / KRENTOPFEN

| | |
|---|---|
| **500 g Kartoffeln** | **Kümmel** |
| **Salz** | **Alufolie** |

*Für den Meerrettichquark/Krentopfen:*

| | |
|---|---|
| **250 g Quark/Topfen (20% F.i.Tr.)** | **einige Tropfen Zitronensaft** |
| **1/8 l fettarmes Joghurt** | **Kümmel** |
| **1 Eßlöffel geriebener Meerrettich/Kren** | **Schnittlauch** |
| | **Salz** |

Gebackene Kartoffeln wie oben beschrieben zubereiten.
Quark/Topfen mit Joghurt glattrühren, mit den übrigen Zutaten vermischen und zu den Kartoffeln servieren.

## GEBACKENE KARTOFFELN
## MIT PAPRIKA-QUARK/-TOPFEN

| | |
|---|---|
| **500 g Kartoffeln** | **Kümmel** |
| **Salz** | **Alufolie** |

*Für den Paprika-Quark/-Topfen:*

| | |
|---|---|
| **250 g Quark/Topfen (20% F.i.Tr.)** | **2 Kaffeelöffel Paprika** |
| **125 g Butter** | **1 Teelöffel Senf** |
| **1/4 l saure Sahne/Sauerrahm** | **1 Eßlöffel Kapern** |
| **1 Zwiebel** | **Salz** |
| **1 Bund Schnittlauch** | **Pfeffer** |

Gebackene Kartoffeln wie auf S. 71 beschrieben zubereiten.
Quark/Topfen mit weicher Butter und saurer Sahne/Sauerrahm schaumig-
rühren. Die Zwiebeln schälen und fein hacken. Mit den Gewürzen — mit Aus-
nahme des Schnittlauchs — vermischen abschmecken. Mit feingeschnittenem
Schnittlauch bestreuen.
Den Paprika-Quark/-Topfen zu den Kartoffeln servieren.

## GEBACKENE KÜMMELKARTOFFELN
## MIT SCHINKENQUARK/-TOPFEN

| | |
|---|---|
| **500 Kartoffeln** | **Salz** |
| **1 Kaffeelöffel Öl** | **Alufolie** |
| **Kümmel** | |

*Für den Schinkenquark/-topfen:*

| | |
|---|---|
| **250 g Quark/Topfen (20% F.i.Tr.)** | **2 Radieschen** |
| **50 g Schinken** | **Salz** |
| **Schnittlauch** | **Pfeffer** |

Alufolie auf ein Backblech legen, die Folie mit Öl bestreichen. Die Kartoffeln
gut waschen, der Länge nach halbieren und mit der Schnittfläche nach unten
auf die Folie legen.
Die Kartoffeln mit Salz und Kümmel bestreuen und im vorgeheizten Backofen
bei ca. 200 Grad 30 Minuten garen.

*Schinkenquark/-topfen:* **Den Schinken in feine Streifen schneiden, die Radieschen grob reiben, den Schnittlauch fein hacken. Den Quark/Topfen mit diesen
Zutaten mischen und mit Salz und Pfeffer abschmecken.**

# GEBACKENE KÜMMELKARTOFFELN MIT TOMATENSAUCE

| | |
|---|---|
| **500 g Kartoffeln** | **Salz** |
| **1 Kaffeelöffel Öl** | **Alufolie** |
| **Kümmel** | |

*Für die Tomatensauce aus Dosentomaten:*

| | |
|---|---|
| **1 Eßlöffel Öl** | **1 Prise Zucker** |
| **1 Knoblauchzehe** | **Salz** |
| **1/2 Dose (200 g) geschälte Tomaten** | **Pfeffer** |
| **2 Eßlöffel mildes Tomatenmark** | |

*Für die Tomatensauce aus frischen Tomaten:*

| | |
|---|---|
| **750 g Tomaten** | **Salz** |
| **1 kleine Zwiebel** | **Pfeffer** |
| **1 kleine Möhre/Karotte** | **Basilikum oder Petersilie** |
| **1 Prise Zucker** | |

Gebackene Kümmelkartoffeln wie auf S. 72 beschrieben zubereiten.

*Tomatensauce aus Dosentomaten:* Öl erhitzen, gehackten Knoblauch darin kurz anrösten. Dosentomaten und Tomatenmark dazugeben, kurz durchkochen lassen. Mit Zucker, Salz und Pfeffer abschmecken, zugedeckt 1/2 Stunde leicht kochen lassen.

*Tomatensauce aus frischen Tomaten:* Tomaten waschen und in kleine Stücke schneiden. Zwiebel, Möhre/Karotte und Sellerie waschen und hacken. Alles zusammen in einen Topf geben, mit Salz und Pfeffer würzen.
Eine halbe Stunde leicht kochen lassen, durch ein Sieb streichen, dann noch einmal kurz aufkochen lassen. Basilikum bzw. Petersilie waschen, fein hacken und kurz vor dem Servieren in die Sauce rühren.

## GEFÜLLTE AVOCADOS

| | |
|---|---|
| **2 Avocados** | **Salz** |
| **2 Teelöffel Zitronensaft** | **Pfeffer** |
| **100 g Edelpilzkäse (50% F.i.Tr.)** | **Petersilie** |
| **125 g Quark/Topfen (20% F.i.Tr.)** | |

Avocados halbieren, den Stein entfernen und die Avocados bis auf 1 cm Dicke aushöhlen.

Avocado-Fruchtfleisch und Zitronensaft in eine Schüssel geben, mit einer Gabel zerdrücken und mit Käse, Quark/Topfen, Salz und Pfeffer glattrühren.

Diese Mischung in die Avocado-Schalen häufen und mit gehackter Petersilie garnieren.

## GEFÜLLTE KARTOFFELN MIT GRÜNEM QUARK/TOPFEN

| | |
|---|---|
| **4 große Kartoffeln** | **Salz** |
| **100 g blanchierter, gehackter Blattspinat** | **Muskat** |
| **1 Ei** | **20 g Butter** |

*Für den grünen Quark/Topfen:*

| | |
|---|---|
| **100 g geriebener Tilsiter (45% F.i.Tr.)** | **etwas Spinatsaft** |
| **250 g Quark/Topfen (20% F.i.Tr.)** | **Salz** |
| **2 Eßlöffel gehackte Kräuter** | |

Kartoffeln gut waschen und bürsten. Danach kochen, bis sie fast weich sind. Dann die Kartoffeln der Länge nach halbieren und bis auf 1 cm Dicke aushöhlen.

Die Kartoffelmasse, den Spinat, das Ei und die Gewürze gut vermengen und in die ausgehöhlten Kartoffeln füllen.

Butterflocken darauf verteilen und kurz im Backofen bei 200° C überbacken.

*Grüner Quark/Topfen:* Quark/Topfen mit dem Tilsiter, Salz, Kräutern und Spinatsaft verrühren.

# KARTOFFEL-GEMÜSE-CREMESUPPE

**500 g Kartoffeln**
**1 Möhre/Karotte**
**1 kleine Stange Lauch**
**1 kleines Stück Sellerie**

**2 Eßlöffel gemischte, gehackte Kräuter**
**Salz**
**Pfeffer**
**1/8 l saure Sahne**

Die Kartoffeln schälen und in kleine Würfel schneiden, die Möhre/Karotte putzen und kleinschneiden, den Lauch in feine Ringe schneiden, den Sellerie kleinschneiden.

Alles zusammen weichkochen, dann im Mixer pürieren. Die Kartoffelsuppe wieder erhitzen, würzen und mit saurer Sahne/Sauerrahm verfeinern.

Vor dem Servieren mit gehackten Kräutern bestreuen.

# KARTOFFELGULASCH

**1 Eßlöffel Öl**
**1 Zwiebel**
**2 Knoblauchzehen**
**3 dicke Scheiben (150 g) Schinken**
**1 Teelöffel milder Paprika**
**1 Teelöffel Essig**
**400 g Kartoffeln, in 3 cm große Würfel geschnitten**
**2 Eßlöffel Tomatenmark**

**(oder 3 Tomaten, in Scheiben geschnitten)**
**3 Stück Essiggurken**
**1 kleine Stange Lauch**
**Salz**
**Kümmel**
**Majoran**
**Basilikum**
**1 Gemüsebrühwürfel**

Schinken in Würfel schneiden. Zwiebel und Knoblauch hacken und in Öl leicht anbraten, Schinkenwürfel darin rösten.

Paprika, Essig und die Kartoffeln mit den Gewürzen und Kräutern dazugeben, mit Wasser aufgießen, bis die Kartoffeln knapp bedeckt sind. Gemüsebrühwürfel hinzufügen. Fast weich dünsten lassen.

Das Tomatenmark (oder die Tomatenscheiben), den Lauch und die Essiggurken hinzufügen und fertigdünsten.

# KARTOFFEL-LAUCH-PUFFER

| | |
|---|---|
| 100 g Lauch | Salz |
| 20 g Butter | Pfeffer |
| 200 g Kartoffeln | geriebene Muskatnuß |
| 2 Eßlöffel Weizenvollkornmehl | 2 Eßlöffel Öl |
| Oregano | |

Lauch kleinschneiden, in Butter kurz dünsten, abkühlen lassen und die entstandene Flüssigkeit abgießen.
Die Kartoffeln gründlich waschen, schälen und grob reiben.
Die geriebenen Kartoffeln mit dem Lauch, dem Weizenvollkornmehl und den Gewürzen mischen. Aus der Masse sofort kleine Puffer formen und in heißem Öl auf beiden Seiten goldgelb braten.

**HINWEIS:** *Anstelle des Lauchs können auch geriebene Zucchini, rote Bete/Rote Rüben oder Möhren/Karotten zu den Kartoffeln gegeben werden. Wichtig ist, daß die Puffer sofort gebacken werden, da das Gemüse und die Kartoffeln sonst Flüssigkeit absondern.*

# KARTOFFELN AM SPIESS

| | |
|---|---|
| 500 g kleine Kartoffeln | gemahlener Kümmel |
| Salz | 2 dicke Scheiben (100 g) Schinken |
| Pfeffer | 1 Teelöffel mildes Paprikapulver |
| 500 g kleine Zwiebeln | 20 g flüssige Butter |

Kartoffeln waschen, ungeschält in fingerdicke Scheiben schneiden, mit Salz und Pfeffer bestreuen.
Die Zwiebeln schälen, in Scheiben schneiden, diese mit Paprika bestreuen. Schinken in Würfel schneiden. Kartoffelscheiben, Schinkenwürfel und Zwiebelscheiben abwechselnd auf Spieße reihen. Als Endstück jeweils eine Kartoffelscheibe setzen.
Für jeden Spieß ein passendes Stück Alufolie vorbereiten, dieses mit Butter bepinseln. Je einen Spieß darauflegen, die Alufolie an den Enden zudrehen. Die Spieße auf einen Bratenrost legen und bei 200°C im vorgeheizten Ofen 30 Minuten backen. Im Alupäckchen servieren.

# KARTOFFELN MIT BIRNEN

| | |
|---|---|
| **Salz** | **ev. etwas Zitronensaft** |
| **500 g Kartoffeln** | **50 g Schinken** |
| **250 g Birnen** | **1 in Ringe geschnittene Zwiebel** |
| **1 Prise Zucker** | **1 Eßlöffel Öl** |

Die Kartoffeln schälen und in Würfel schneiden. Die Birnen schälen und vom Kerngehäuse befreien. Danach beides in Salzwasser weichkochen. Abseihen und anschließend mit Zucker und eventuell etwas Zitronensaft abschmecken.
Den Schinken in Würfel schneiden, die Zwiebel in Ringe schneiden. Beides gemeinsam kurz durchrösten und über die Kartoffeln geben.

# KARTOFFELN MIT BROKKOLI AN KÄSESAUCE

| | |
|---|---|
| **500 g Kartoffeln** | **Salz** |
| **300 g Brokkoli** | |

*Für die Käsesauce:*

| | |
|---|---|
| **50 g Tilsiter (45% F.i.Tr.)** | **weißer Pfeffer** |
| **1/8 l süße Sahne/Schlagobers** | **1 Eßlöffel gemischte gehackte Kräuter** |
| **10 g Butter** | **Salz** |

Kartoffeln gut waschen und bürsten und in der Schale weichkochen. Brokkoli putzen und waschen, Stiele in Würfel schneiden und ebenfalls weichkochen. (Röschen erst nach 3 Minuten zu den Stielen geben). Kartoffeln schälen und in Scheiben oder Würfel schneiden und mit den Brokkoli vermischen.

*Käsesauce:* Käse in kleine Würfel schneiden. Sahne/Obers mit Butter aufkochen, Käse darin schmelzen. (Die Sahne darf nicht zu heiß werden, sonst verbindet sie sich nicht mit dem Käse.) Sauce mit Salz und Pfeffer abschmecken, Kräuter daruntermischen.
Brokkolikartoffeln mit der Käsesauce überziehen.

# KARTOFFELN MIT FRISCHKÄSE

| | |
|---|---|
| **500 g große Kartoffeln** | **1 Paprikaschote** |
| **Öl** | **1 Zwiebel** |
| **Alufolie** | |

*Für die Füllung:*

| | |
|---|---|
| **200 g Frischkäse** | **1 Eßlöffel feingehackte Kräuter** |
| **2 feingehackte Knoblauchzehen** | **(Schnittlauch, Dill, Petersilie,** |
| **Salz** | **Kresse, Kerbel)** |
| **weißer Pfeffer** | |

Kartoffeln sehr gut waschen, die Schale einölen, die Kartoffeln in Alufolie einwickeln und im vorgeheizten Rohr bei 200° C 30 bis 45 Minuten braten.

*Füllung:* Alle Zutaten gut vermischen.

*Fertigstellung:* Sobald die Kartoffeln gar sind, der Länge nach durchschneiden und die Füllung auf den Kartoffelhälften verteilen. Die Paprikaschote und die Zwiebel in Ringe schneiden und die Kartoffeln damit garnieren. Die Kartoffeln in der Folie oder auf einem Salatblatt servieren.

# KARTOFFELN MIT KRÄUTERQUARK / -TOPFEN

| | |
|---|---|
| **500 g Kartoffeln** | **Kümmel** |
| **Salz** | |

*Für den Kräuterquark/-topfen:*

| | |
|---|---|
| **250 g Quark/Topfen (20% F.i.Tr.)** | **Petersilie** |
| **1/8 l saure Sahne/Sauerrahm** | **Dill** |
| **Salz** | **Schnittlauch** |
| **Kümmel** | **Kresse** |
| **1 Zwiebel** | **Tomatenscheiben** |

Kartoffeln gründlich abbürsten, in Salzwasser mit ein wenig Kümmel weichkochen. Kartoffeln geschält oder mit der Schale servieren.

*Kräuterquark/-topfen:* Zwiebel und Kräuter fein hacken. Quark/Topfen mit saurer Sahne/Sauerrahm verrühren, danach würzen.
Den Kräuterquark/-topfen mit Tomatenscheiben garnieren.

# KARTOFFELN MIT SCHNITTLAUCHQUARK/-TOPFEN

| | |
|---|---|
| 500 g Kartoffeln | 1 Teelöffel Kümmel |
| 1 Teelöffel Salz | |

*Für den Schnittlauchquark/-topfen:*

| | |
|---|---|
| 250 g Quark/Topfen (20% F.i.Tr.) | gemahlener Kümmel |
| 1/8 l saure Sahne/Sauerrahm | Salz |
| 1 Bund Schnittlauch | weißer Pfeffer |

Die Kartoffeln gut waschen und putzen und in der Schale in Salzwasser mit etwas Kümmel weichkochen. Danach die Kartoffeln schälen.

*Schnittlauchquark/-topfen:* Alle Zutaten miteinander gut verrühren und über die gekochten, geschälten Kartoffeln gießen.

# KARTOFFEL-PILZ-AUFLAUF

| | |
|---|---|
| 500 g Kartoffeln | Salz |
| 1 Zwiebel | 50 g geriebener Tilsiter |
| 400 g Champignons | (45% F.i.Tr.) |
| 1 Kaffeelöffel Öl | gehackte Petersilie |
| 50 g Weizenvollmehl | 20 g Butter |

Die Zwiebel hacken und die Champignons in dünne Scheiben schneiden. Leicht salzen und beides in Öl dünsten.

Kartoffeln gut waschen und in der Schale kochen. Danach schälen und durch die Kartoffelpresse drücken. Abkühlen lassen. Anschließend mit Weizenvollmehl und dem geriebenen Käse vermischen.

Von dieser Masse eine dünne Schicht in eine Auflaufform geben und mit der Champignon-Zwiebel-Mischung bedecken. Mit gehackter Petersilie bestreuen und mit der restlichen Kartoffelmasse abschließen.

Butterflöckchen auf dem Auflauf verteilen und im Backofen bei 180° C 45 Minuten backen.

## KARTOFFELPÜREE AUS PELLKARTOFFELN

**500 g Kartoffeln**
**1/8 l lauwarme Buttermilch**
**Salz**

**feingehackte Kräuter**
**(z. B. Kresse, Petersilie oder Dill)**

Die Kartoffeln gut waschen und in der Schale weichkochen. Danach schälen und durch die Kartoffelpresse drücken. Mit der Buttermilch verrühren und die Kräuter unterziehen, würzen.

## KARTOFFEL-SPINAT-AUFLAUF

**300 g Kartoffeln**
**Salz**
**Pfeffer**
**geriebene Muskatnuß**

**2 Eigelb**
**20 g Butter**
**2 Eiweiß**

*Für den Spinat:*
**200 g frischer oder tiefgekühlter**
**Blattspinat**
**Salzwasser**
**30 g Butter**

**30 g geriebener Tilsiter**
**gehackte Petersilie**
**20 g Butter**

Die rohen Kartoffeln schälen, in große Würfel schneiden, in Salzwasser weichkochen, abgießen und etwas abkühlen lassen. Die Kartoffeln durch eine Presse in eine Schüssel drücken, mit Salz, Pfeffer und Muskat würzen. Eigelb mit der Butter in den Kartoffeln verrühren, etwas abkühlen lassen.
Eiweiß zu steifem Schnee schlagen und unterheben.

*Spinat:* Den Spinat putzen, waschen und in wenig Salzwasser dünsten, dann abgießen und in Butter schwenken.

*Fertigstellung:* Eine feuerfeste Form befetten, die Hälfte der Kartoffelmasse einfüllen, den Spinat darüber verteilen und die restliche Kartoffelmasse daraufgeben. Mit geriebenem Tilsiter bestreuen und Butterflöckchen darauf verteilen. Den Auflauf in den vorgeheizten Backofen schieben und 40 Minuten bei 180° C backen.
Mit gehackter Petersilie bestreut servieren.

## KARTOFFELSUPPE MIT MÖHREN/KAROTTEN UND SAURER SAHNE/SAUERRAHM

| | |
|---|---|
| 1 kleine Zwiebel | Salz |
| 20 g Butter oder Margarine | Kümmel |
| 2 größere Kartoffeln | etwas saure Sahne/Sauerrahm |
| 1 Möhre/Karotte | gehackte Petersilie |
| 1/2 l Gemüsebrühe | |

Die Zwiebel hacken und in Butter oder Margarine dünsten. Die Kartoffeln und die Möhre/Karotte schälen und reiben. Gemüsebrühe, geriebene Kartoffeln, Möhre/Karotte, Salz und Kümmel zu den Zwiebeln geben und 15 Minuten kochen lassen. Die Suppe mit etwas saurer Sahne/Sauerrahm verfeinern und mit gehackter Petersilie bestreuen.

## KARTOFFELSUPPE MIT SELLERIE UND BLATTSPINAT

| | |
|---|---|
| 300 g Kartoffeln | 2 Eßlöffel saure Sahne/Sauerrahm |
| 150 g Sellerieknolle | Salz |
| 50 g Blattspinat | Muskat |
| 3/4 l Gemüsebrühe (Instant) | ev. 1 Bund Liebstöckel |

Kartoffeln und Sellerie schälen und in Würfel schneiden. In der Gemüsebrühe weichkochen. Salz und ev. Liebstöckel hinzufügen.
Die Suppe mit saurer Sahne/Sauerrahm pürieren, würzen, erwärmen und grobgehackten Blattspinat zugeben. Nochmals kurz aufkochen.

## KÄSESALAT MIT TOMATEN

150 g Tilsiter (45% F.i.Tr.)        gehackte Petersilie
1 kleine Zwiebel                Tomatenscheiben

*Für die Marinade:*
2 Eßlöffel Obstessig          1 Eßlöffel Öl
Salz                        1 Apfel
Pfeffer

Käse in schmale Streifen schneiden, Zwiebel schälen und in feine Ringe schneiden.

*Marinade:* Essig mit Salz, Pfeffer und Öl verrühren. Apfel waschen, mit der Schale fein schneiden und unter die Sauce mischen.

*Fertigstellung:* Den Käse mit der Marinade vermischen und mit gehackter Petersilie bestreuen. Mit Tomatenscheiben garnieren.

## MAISFLOCKEN-BANANEN-AUFLAUF

3/8 l Milch                    2 Eßlöffel Weizenkeime
1 Prise Salz                 1 Eßlöffel gehackte Backpflaumen/
50 g Fruchtzucker oder 2 Eßlöffel Honig  Dörrzwetschken
Vanillezucker oder -aroma      4 Bananen
100 g Maisflocken

Milch, Salz, Fruchtzucker oder Honig und Vanillearoma/-zucker aufkochen. Die Maisflocken in der heißen Flüssigkeit einige Minuten quellen lassen, danach die Weizenkeime untermischen.
Eine Auflaufform befetten. Bananen in Scheiben schneiden.
Abwechselnd eine Schicht Maisflocken und eine Schicht Bananen mit den gehackten Backpflaumen/Dörrzwetschken einfüllen, zum Schluß eine Schicht Maisflocken.
Butterflöckchen darauf verteilen und den Auflauf im vorgeheizten Backofen bei 180° C 45 Minuten backen.

# MAISGRIESS-FLAMMERIE

400 ml Milch
100 g Maisgrieß
2 Eßlöffel Honig

2 Eßlöffel Weizenkeime
abgeriebene Schale einer
halben Zitrone
Zimt

Die Milch erhitzen, den Maisgrieß einrühren, aufkochen und dann unter häufigem Rühren quellen lassen.
Vom Herd nehmen und den Brei mit Honig, Weizenkeimen, Zitronenschale und Zimt abschmecken. In Dessertschalen füllen und erkalten lassen.

# MAISGRIESS MIT BANANEN UND BACKPFLAUMEN/DÖRRZWETSCHKEN

20 g Maisgrieß
1/2 l Wasser
1 Prise Salz
5 Eßlöffel Kaffeesahne/-obers
2 Eßlöffel Honig
Vanillezucker oder -aroma
abgeriebene Schale einer halben Zitrone

40 g Butter oder Margarine
3 (500 g) kleingehackte Bananen
1 Eßlöffel (30 g) gehackte
Backpflaumen/Dörrzwetschken
2 Eier
Zimt

Maisgrieß in das gesalzene Wasser einrühren und kochen lassen, bis eine dickliche Masse entsteht.
Danach Eier, Kaffeesahne/-obers, Honig, Vanillezucker/-aroma, Zitronenschale und Zimt einrühren.
In einer Auflaufform Butter oder Margarine zergehen lassen, kleingehackte Bananen und Backpflaumen/Dörrzwetschken unter die Maisgrießmasse mischen.
Grieß-Früchte-Masse im Backofen bei 180° C 30 Minuten backen.

## MÖHREN-/KAROTTEN-APFEL-VOLLKORNBROT

| | |
|---|---|
| 4 Möhren/Karotten | Salz |
| 2 Äpfel | 2 Eßlöffel saure Sahne/Sauerrahm |
| 1 Eßlöffel Weizenkeime | gehackte Kräuter |
| etwas Zitronensaft | 4 Scheiben Vollkornbrot |

Die Möhren/Karotten putzen. Die Äpfel schälen und vom Kerngehäuse befreien. Beides grob reiben, Weizenkeime und Zitronensaft hinzufügen.
Mit Salz abschmecken, den Salat auf den Brotscheiben verteilen, darüber etwas saure Sahne/Sauerrahm geben, mit Kräutern garniert servieren.

## MÖHREN-/KAROTTENFRISCHKOST MIT BIENENHONIG

| | |
|---|---|
| 1 Birne | 1 Eßlöffel saure Sahne/Sauerrahm |
| 250 g Möhren/Karotten | 1 Kaffeelöffel Öl |
| Saft einer Zitrone | 1 Kaffeelöffel Weizenkeime |
| 2 Eßlöffel Honig | Salatblätter |

Die Birne halbieren und das Kerngehäuse entfernen.
Die Möhren/Karotten schälen, reiben und mit den restlichen Zutaten vermischen.
Die Möhren-/Karottenfrischkost auf den Birnenhälften verteilen und mit den Weizenkeimen bestreuen. Auf Salatblättern servieren.

## MÖHREN-/KAROTTENSALAT

| | |
|---|---|
| 2 große Möhren/Karotten | Salz |
| 1 Apfel | 1 Eßlöffel Öl |
| Zitronensaft | 1 Prise Zucker |

Möhren/Karotten und Apfel putzen und schälen, grob reiben und mit Zitronensaft, Salz, Öl und wenig Zucker vermischen.

## MÖHREN-/KAROTTENSALAT MIT MEERRETTICH/KREN

**2 große (300 g) Möhren/Karotten**          **Salz**

*Für die Marinade:*
**1 Eßlöffel Öl**
**2 Eßlöffel Obstessig**          **Salz**
                                  **1 Eßlöffel geriebener Meerrettich/Kren**

Möhren/Karotten schälen, in dünne Scheiben sch,eiden und in Salzwasser weichkochen. Vor dem Abseihen 5 Eßlöffel Kochwasser für die Marinade zur Seite stellen.

*Marinade:* Alle Zutaten mit dem aufgehobenen Kochwasser verrühren und über die abgeseihten Möhren/Karotten gießen.

## MÖHREN-/KAROTTEN-SELLERIE-SALAT

**200 g Möhren/Karotten**          **200 g Sellerie**

*Für die Marinade:*
**1 Eßlöffel Öl**                  **Pfeffer**
**4 Eßlöffel fettarmes Joghurt**   **1 Eßlöffel Weizenkeime**
**Salz**                           **gehackte Kräuter**

Möhren/Karotten und Sellerie putzen, waschen und fein reiben. Danach gut vermischen.

*Marinade:* Öl, Joghurt, Salz und Pfeffer gut verrühren. Marinade über die Möhren/Karotten und den Sellerie gießen.
Den marinierten Salat mit Weizenkeimen und gehackten Kräutern bestreuen.

# NATURREIS MIT GEMÜSE

| | |
|---|---|
| **1 Tasse Naturreis** | **3 Gewürznelken** |
| **2 Tassen Wasser** | **Salz** |
| **1 Zwiebel** | **2 Eßlöffel Öl** |

*Für das Gemüse:*

| | |
|---|---|
| **250 g Tomaten** | **Rosmarin** |
| **150 g Blattspinat** | **Thymian** |
| **20 g Margarine** | **20 g geriebener Tilsiter (45% F.i.Tr.)** |
| **weißer Pfeffer** | **gehackte Petersilie** |
| **Salz** | |

Den Reis in Öl anrösten, Wasser und Salz hinzugeben. Zwiebel schälen und die Gewürznelken hineinstecken. Die Zwiebel zum Reis geben, den Reis garkochen.

*Gemüse:* Die Tomaten kurz in kochendes Wasser legen, danach vierteln, enthäuten und entkernen. Den Spinat in Streifen schneiden. Die Margarine in einer Pfanne zerlassen, die Tomaten und die Spinatstreifen darin ca. 5 Minuten dünsten lassen. Mit Salz, Pfeffer und Rosmarin würzen.
Den gekochten Reis mit Thymian mischen, dann die Tomaten, Spinat und den geriebenen Tilsiter untermischen, mit frischer Petersilie garnieren.

# NUDELPFANNE

| 100 g Vollkornnudeln | 20 g Butter |
|---|---|

*Für das Gemüse:*

| 1 Zwiebel | 1 Eßlöffel Öl |
|---|---|
| 1 kleine Stange Lauch | 1/8 l Gemüsebrühe (Instant) |
| 1 rote und | Majoran |
| 1 grüne Paprikaschote | Paprika |
| 1 Möhre/Karotte | Pfeffer |
| 1 Tomate | 1/8 l saure Sahne/Sauerrahm |
| Salz | Schnittlauch |

Die Vollkornnudeln in kochendem Salzwasser 12 Minuten kochen. Danach abseihen und kurz in zerlassener Butter schwenken.

*Gemüse:* Zwiebel, Lauch, Paprikaschoten und die Möhre/Karotte in Streifen, die Tomate in Würfel schneiden.
Öl erhitzen, erst die Zwiebel, dann den Lauch, die Paprikaschoten und die Möhre/Karotte anrösten.
Die Gemüsebrühe dazugeben, würzen und das Gemüse bei geringer Hitze 6 Minuten dünsten.
Die saure Sahne/den Sauerrahm unterziehen und das Gemüse mit feingehacktem Schnittlauch bestreuen.
Das Gemüse zu den Nudeln servieren.

# ROTE-BETE-/ROTE-RÜBEN-COCKTAIL

| 200 g Rote Bete/Rote Rüben | Salz |
|---|---|
| 1 Eßlöffel Hagebuttenkonfitüre | 1/4 l fettarmes Joghurt |
| Zitronensaft | Kresse oder Petersilie |

Rote Bete/Rote Rüben waschen, dünn schälen und fein reiben, mit Hagebuttenkonfitüre, Zitronensaft, Salz und Joghurt mischen. Mit Kresse oder Petersilienblättchen garniert anrichten.

# ROTE-BETE-/ROTE-RÜBEN-FRISCHKOST

**200 g Rote Bete/Rote Rüben**                    **1 Apfel (100 g)**

*Für die Marinade:*
**1/4 l fettarmes Joghurt**                       **Kümmel**
**Zitronensaft**                                  **ev. frisch geriebener Meerrettich/Kren**
**Salz**

Rote Bete/Rote Rüben waschen, dünn schälen und mit dem Apfel fein reiben.
Beides gut vermischen.

*Marinade:* Alle Zutaten gut verrühren und mit der Frischkost vermengen.


# ROTE-BETE-/ROTE-RÜBEN-GEMÜSE

**500 g Rote Bete/Rote Rüben**                    **1 Prise Zucker**
**1 Zwiebel**                                     **1/2 Teelöffel Speisestärke**
**1 Eßlöffel Öl**                                 **1 Eßlöffel Essig**
**1/4 l Gemüsebrühe (Instant)**                   **4 Eßlöffel Rotwein**
**Salz**                                          **3 Gewürzgurken**
**2 Gewürznelken**

Rote Bete/Rote Rüben waschen, dünn schälen und in Streifen schneiden.
Zwiebel in Würfel schneiden, anrösten, Rote Bete dazugeben und 10 Minuten
dünsten lassen. Gemüsebrühe erhitzen, zu der Roten Bete gießen, Salz, Zucker
und Gewürznelken hinzufügen.
Bei schwacher Hitze 30 Minuten dünsten.
Speisestärke mit Essig und Rotwein verrühren und über das Gemüse gießen.
Gurken in dünne Streifen schneiden, dazumischen und noch kurz ziehen lassen.

## ROTE BETE / ROTE RÜBE MIT MEERRETTICH / KREN

**300 g Rote Bete/Rote Rübe**

*Für die Marinade:*

| | |
|---|---|
| **4 Eßlöffel Apfelessig** | **Kümmel** |
| **4 Eßlöffel Wasser** | **3 Eßlöffel Öl** |
| **Salz** | **1 Eßlöffel Meerrettich/Kren** |
| **1 Prise Zucker** | |

Rote Bete/Rote Rüben kochen, schälen und in Scheiben schneiden.

*Marinade:* Essig mit Wasser, Salz, Zucker und Kümmel aufkochen. Die Marinade noch heiß über die Roten Bete/Roten Rüben gießen. Anschließend das Öl darüberträufeln.
Den Meerrettich/Kren reiben und über die Roten Bete/Roten Rüben streuen.

## ROTE-BETE-/ROTE-RÜBEN-SALAT MIT APFEL UND MEERRETTICH/KREN

| | |
|---|---|
| **400 g Rote Bete/Rote Rüben** | **1 großer Apfel** |
| **3 Eßlöffel Essig** | **1 Zwiebel** |
| **Salz** | **1 Eßlöffel Meerrettich/Kren** |

*Für die Marinade:*

| | |
|---|---|
| **1 Eßlöffel Obstessig** | **Salz** |
| **2 Eßlöffel Öl** | **Pfeffer** |

Rote Bete/Rote Rüben waschen und in Essigwasser mit Salz nicht zu weich kochen. Danach schälen und in Scheiben schneiden.
Den Apfel schälen, vom Kerngehäuse befreien und ebenfalls in Scheiben schneiden. Die Zwiebel schälen und in Ringe schneiden. Den Meerrettich/Kren reiben.
Alle Zutaten miteinander vermengen.

*Marinade:* Alle Zutaten gut miteinander verrühren und über den Salat gießen.

## Saure Sahne / Sauerrahm mit Birnen

**3 Birnen**
**Saft einer halben Zitrone**
**1 Eßlöffel Honig**

**2 Kaffeelöffel Weizenkeime**
**1/4 l saure Sahne/Sauerrahm**

Die Birnen halbieren. Drei Birnenhälften mit der Schale fein reiben, die anderen drei Hälften in kleine Würfel schneiden. Beides gut vermischen.
Die Birnen mit Zitronensaft, Honig, Weizenkeimen und saurer Sahne/Sauerrahm vermengen.

## Schlemmertoast

**6 Scheiben Vollkorntoast**

*Für den Belag:*
**1 Zwiebel**
**1 grüne und**
**1 rote Paprikaschote**

**1 Eßlöffel Öl**
**2 Eßlöffel Tomatenmark**
**1 5eelöf3l milder Paprika**
**Salz, Pfeffer**

*Für die Garnitur:*
**6 Tilsiter-Scheiben**
**3 geviertelte Tomaten**

**Petersilie**

*Belag:*
Die Zwiebel in dünne Scheiben, die Paprikaschoten in feine Streifen schneiden. Öl in einer Pfanne erhitzen, Zwiebel und Paprika darin anbraten. Salzen und pfeffern. Tomatenmark unterrühren, mit Paprikapulver würzen. 1/8 l kaltes Wasser zugeben, köcheln lassen, bis die Flüssigkeit zur Hälfte verdampft ist, dann abschmecken.

*Fertigstellung:*
Toastbrotscheiben auf feuerfeste Teller legen, Gemüse darauf häufen, mit je einer Käsescheibe abdecken. Unter dem Grill 5 Minuten überbacken. Vor dem Servieren mit Tomatenvierteln und feingehackter Petersilie garnieren.

## SCHOLLEFILETS MIT ZWIEBELRINGEN IN FOLIE

| | |
|---|---|
| **2 Schollefilets** | **Zitronensaft** |
| **Salz** | **Öl** |
| **weißer Pfeffer** | **Alufolie** |

*Für den Belag:*

| | |
|---|---|
| **Einige Zwiebelringe** | **einige Butterflöckchen** |
| **2 Tomaten** | **Salatblätter** |
| **Rosmarin** | **Dill oder Petersilie** |
| **Thymian** | **1 Zitrone** |

Die Schollefilets säubern, mit Zitronensaft beträufeln, salzen und mit Pfeffer bestreut auf eine mit Öl bestrichene Alufolie legen.

Zwiebelringe und Tomatenscheiben auf den Fischfilets verteilen und einige Butterflöckchen darauf verteilen. Mit Rosmarin und Thymian bestreuen.

Die Folie zusammenfalten und durch Einschlagen der Ränder fest verschließen.

In einer flachen Kasserolle Wasser heiß werden lassen, Fischpäckchen im siedenden Wasser 20 Minuten garen.

Die Fischfilets aus der Folie nehmen. Dill bzw. Petersilie fein hacken und die Fischfilets damit bestreuen. Mit Zitronenscheiben garniert auf je einem Salatblatt servieren.

## SPINAT-AVOCADO-SALAT MIT JOGHURT-DRESSING

| | |
|---|---|
| **100 g frischer Spinat** | **2 reife Avocados** |
| **Salz** | **1 Zwiebel** |

*Für das Dressing:*

| | |
|---|---|
| **1/8 l fettarmes Joghurt** | **weißer Pfeffer** |
| **1 Eßlöffel Zitronensaft** | **1 gepreßte Knoblauchzehe** |
| **Salz** | |

Spinat waschen und abtropfen lassen. Die Avocados halbieren, schälen und in Spalten schneiden. Die Zwiebel fein hacken. Spinat, Avocadospalten und gehackte Zwiebel auf zwei Salattellern anrichten, salzen.

*Dressing:* Joghurt mit dem Zitronensaft glattrühren, mit Salz, Pfeffer und Knoblauch abschmecken. Marinade über die Salatportionen gießen.

## SPINAT-AVOCADO-SALAT MIT KÄSE-DRESSING

| | |
|---|---|
| **100 g frischer Spinat** | **1 Avocado** |
| **Salz** | **1 kleine Zwiebel** |

*Für das Dressing:*

| | |
|---|---|
| **2 Eßlöffel saure Sahne/Sauerrahm** | **Salz** |
| **20 g Edelpilzkäse** | **weißer Pfeffer** |
| **1 Eßlöffel Zitronensaft** | **1 gepreßte Knoblauchzehe** |

Spinat waschen und abtropfen lassen. Die Avocado halbieren, schälen und in Spalten schneiden. Zwiebel kleinschneiden.
Spinat, Avocadospalten und Zwiebelstückchen auf zwei Salattellern anrichten, salzen.

*Dressing:* Edelpilzkäse mit einer Gabel zerdrücken und mit saurer Sahne/ Sauerrahm und Zitronensaft glattrühren. Mit Salz, Pfeffer und Knoblauch abschmecken.
Marinade über die Salatportionen verteilen.

## SPINATSALAT

**200 g Spinat**

*Für die Marinade:*

| | |
|---|---|
| **1/4 l fettarmes Joghurt** | **2 Knoblauchzehen** |
| **1 Eßlöffel Zitronensaft** | **Salz** |
| **1 Eßlöffel Öl** | **etwas Pfeffer** |
| **1 kleine Zwiebel** | |

Spinat putzen und in kaltem Wasser gründlich waschen, auf einem Sieb abtropfen lassen. Große Stiele von den Blättern abzupfen und die Blätter in eine Schüssel geben.

*Marinade:* Zwiebel fein hacken, Knoblauchzehen durch die Knoblauchpresse drücken. Danach beides mit den anderen Zutaten verrühren. Marinade über den Spinat gießen, gut vermischen und sofort servieren.

## TOMATENSALAT MIT BASILIKUM

500 Tomaten                                2 Knoblauchzehen
1 Zwiebel

*Für die Marinade:*
2 Eßlöffel Essig                           1 Teelöffel Senf
Salz                                       2 Eßlöffel Öl
Pfeffer                                     frische Basilikumblätter

Tomaten waschen und in Scheiben schneiden. Zwiebel schälen und in dünne
Scheiben schneiden, dann in Ringe teilen. Knoblauchzehen schälen und fein
hacken.
Alles in eine Schüssel füllen.

*Marinade:* Aus Essig, Salz, Pfeffer, Senf und Öl eine Marinade rühren. Diese
über den Salat gießen, die gehackten Basilikumblätter hinzufügen und alles gut
mischen. Den Tomatensalat vor dem Servieren kurz durchziehen lassen.

## TOMATENSUPPE

1/2 l Gemüsebrühe (Instant)                Pfeffer
100 g tiefgefrorenes Tomatenmark           Knoblauch
100 g Sellerie                             Schnittlauch
1 Teelöffel Vollweizenmehl                 1/8 l saure Sahne/Sauerrahm
Salz                                       Schnittlauch

In der Gemüsebrühe das tiefgefrorene Tomatenmark aufkochen lassen, den Sellerie schälen, grob reiben, dazugeben und weichkochen. Das Vollweizenmehl
mit etwas Wasser anrühren, die Suppe damit binden.
Mit Salz, Pfeffer und Knoblauch würzen.
Die Suppe mit saurer Sahne/Sauerrahm und feingehacktem Schnittlauch servieren.

# ÜBERBACKENER CHAMPIGNONTOAST

| | |
|---|---|
| 350 g Champignons | Zitronensaft |
| 20 g Butter | 4 Scheiben Vollkornbrot |
| 1 Ei | 4 Scheiben Tilsiter (45% F.i.Tr.) |
| Salz | gehackte Petersilie |
| Pfeffer | Tomatenscheiben |

Die Champignons putzen, waschen, in dünne Scheiben schneiden und in zerlassener Butter 10 Minuten dünsten. Das Ei verquirlen, dazugeben, kurz aufkochen lassen und mit Salz, Petersilie, Pfeffer und Zitronensaft würzen.
Das Vollkornbrot vortoasten, die Pilze auf den Brotscheiben verteilen, mit je einer Scheibe Tilsiter abdecken und im Backofen überbacken, bis der Käse leicht zerfließt.
Mit Tomatenscheiben belegen und servieren.

# ÜBERBACKENER VOLLKORN-KNOBLAUCHTOAST

| | |
|---|---|
| 4 Scheiben Vollkorntoast | Tomatenscheiben |
| 50 g geriebener Tilsiter | Petersilie |

*Für die Knoblauchbutter:*

| | |
|---|---|
| 40 g weiche Butter | 2 Knoblauchzehen |

*Knoblauchbutter:* Die Knoblauchzehen durch eine Knoblauchpresse drücken und mit der Butter verrühren.

*Fertigstellung:* Vollkorntoastscheiben mit weicher Knoblauchbutter bestreichen, mit geriebenem Tilsiter bestreuen, überbacken, mit Tomatenscheiben und Petersilie garniert servieren.

# VOLLKORNNUDELN MIT CHAMPIGNONSAUCE

**200 g Vollkornnudeln**                    **10 g Butter**
**Salz**

*Für die Champignonsauce:*
**1 Zwiebel**                               **Salz**
**20 g Butter**                             **Pfeffer**
**200 g Champignons**                       **20 g geriebener Tilsiter**
**1/8 l saure Sahne/Sauerrahm**             **gehackte Kräuter**
**4 Tomaten**

Vollkornnudeln in Salzwasser kochen, kalt abschrecken, in einer vorgewärmten Schüssel anrichten und ein Stück Butter daruntermischen.

*Champignonsauce:* Zwiebel fein hacken, in Butter hell anrösten. Die Champignons putzen, in dünne Scheiben schneiden, zur Zwiebel geben und im eigenen Saft weichdünsten. Die Tomaten waschen und in Würfel schneiden. Mit der sauren Sahne/dem Saurerrahm zu den Pilzen geben, mit Salz und Pfeffer abschmecken.

*Fertigstellung:* Die Teigwaren mit der Sauce begießen, mit geriebenem Tilsiter und den Kräutern bestreuen.

# VOLLKORNSPAGHETTI MIT CHAMPIGNON-KÄSECREME

| | |
|---|---|
| **200 g Vollkornspaghetti** | **Salz** |

*Für die Käsecreme:*
| | |
|---|---|
| **20 g Butter oder Margarine** | **weißer Pfeffer** |
| **40 g geriebener Tilsiter (45% F.i.Tr.)** | **Muskatnuß** |
| **Salz** | |

*Für die Champignons:*
| | |
|---|---|
| **1 Eßlöffel Öl** | **Pfeffer** |
| **1 zerdrückte Knoblauchzehe** | **Muskat** |
| **200 g Champignons** | **feingehackte Petersilie** |
| **Salz** | |

Vollkornspaghetti 4 Minuten in Salzwasser kochen, beiseitestellen und noch 2 Minuten ziehen lassen.

*Käsecreme:* Butter oder Margarine schmelzen, geriebenen Käse einrühren, mit Salz, Pfeffer und Muskat abschmecken.

*Champignons:* Öl und Knoblauch erhitzen. Die Champignons putzen und in feine Scheiben schneiden, ins Öl geben, würzen und 5 Minuten dünsten.

*Fertigstellung:* Die Vollkornspaghetti abseihen, in zwei tiefen Tellern anrichten, mit Käsecreme übergießen, mit Champignons garnieren, mit gehackter Petersilie bestreuen und sofort servieren.

# VOLLKORNTOASTS MIT AVOCADOPÜREE

**4 Scheiben Vollkorntoast**

*Für den Belag:*

| | |
|---|---|
| **2 reife Avocados** | **Pfeffer** |
| **Petersilie** | **Muskat** |
| **Basilikum** | **Olivenöl** |
| **Salz** | **Knoblauch** |

Das Brot toasten.

*Belag:* Avocados halbieren, den Kern entfernen, Avocados ca. 30 Minuten lang bei 225 Grad im Backrohr garen. Fruchtfleisch mit einem Löffel herausnehmen und pürieren. Petersilie und Basilikum hacken, die Hälfte der Kräuter beigeben, mit Salz, Pfeffer und Muskat würzen. Etwas Olivenöl in das Püree einrühren. Vollkorntoasts mit gehacktem Knoblauch und dem Püree bestreichen, mit gehackter Petersilie und Basilikum bestreut servieren.

# VOLLKORNTOAST MIT GEMÜSE

**6 Scheiben Vollkorntoast**                **10 g Butter oder Margarine**

*Für den Belag:*

| | |
|---|---|
| **6 große Salatblätter** | **Salz** |
| **1 Salatgurke** | **etwas Pfeffer** |
| **1 grüne Paprikaschote** | **Meerrettich/Kren** |
| **6 Tomaten** | **1 Kaffeelöffel gehackte Kräuter** |

Brotscheiben toasten und mit Butter oder Margarine bestreichen.

*Belag:* Die Salatgurke und die Tomaten in Scheiben schneiden. Die Paprikaschote in Ringe schneiden, den Meerrettich/Kren reiben.

*Fertigstellung:* Brotscheiben mit Salatblättern, Gurken- und Tomatenscheiben sowie Paprikaringen belegen. Mit Salz, Pfeffer, Meerrettich/Kren und gehackten Kräutern bestreuen und sofort servieren.

## VOLLREISFLOCKENSUPPE
## MIT BACKPFLAUMEN / DÖRRZWETSCHKEN

**10 g Butter**
**20 g Vollreisflocken**
**70 g Backpflaumen/Dörrzwetschken**

**1 Prise Salz**
**1 Kaffeelöffel Zucker**

Die Backpflaumen/Dörrzwetschken über Nacht in Wasser einweichen. Danach kleinschneiden. Reisflocken mit Wasser, Butter und Backpflaumen/Dörrzwetschken 20 Minuten weichkochen. Mit Salz und Zucker abschmecken.

## WURZELKARTOFFELN
## MIT MEERRETTICH / KREN

**500 g Kartoffeln**
**1/4 l Gemüsebrühe (Instant)**
**Salz**
**20 g Margarine**
**3 Möhren/Karotten**

**1/2 kleiner Sellerie**
**1 kleine Stange Lauch**
**2 Knoblauchzehen**
**Lorbeerblatt**
**Meerrettich/Kren**

Die Kartoffeln schälen und in Würfel schneiden. Möhren/Karotten und Sellerie in Streifen schneiden, den Lauch in Scheiben schneiden. Das Gemüse in etwas Margarine dämpfen, salzen, die Kartoffeln zugeben, kurze Zeit mitdämpfen. Gemüsebrühe hinzufügen, in ca. 15 Minuten weichdämpfen, dabei hie und da schütteln, damit nichts anbrennt.
Den Meerrettich/Kren reiben und über die Wurzelkartoffeln streuen.

# ZUCCHINISALAT

| | |
|---|---|
| 2 junge Zucchini | 1 Zwiebel |
| 2 Tomaten | 1 kleine Stange Lauch |
| 1 grüne Paprikaschote | |

*Für die Marinade:*

| | |
|---|---|
| 2 Eßlöffel Öl | Salz |
| 2 Eßlöffel Zitronensaft | weißer Pfeffer |
| 1 zerdrückte Knoblauchzehe | |

Die Zucchini waschen und mit der Schale in dünne Scheiben schneiden, die gewaschenen und entkernten Paprikaschoten in feine Ringe schneiden, die Tomaten, die Zwiebeln und den Lauch in Scheiben schneiden.
Alle Zutaten in einer Schüssel vermischen.

*Marinade:* Alle Zutaten miteinander verrühren und über den Salat gießen.

# DIE MINERALSALZ-ZUSAMMENSETZUNG DER EINZELNEN GERICHTE

Im folgenden sind für jedes einzelne Rezept die pro Person darin enthaltenen Mengen an Natrium (Na), Kalium (K), Kalzium (Ca) und Magnesium (Mg) angeführt.

Die Tabelle ist vor allem dann hilfreich, wenn man einmal ein anderes Rezept als das im Vier-Wochen-Plan vorgesehene verwenden möchte. Es sollte ungefähr die gleichen Mineralsalzwerte haben wie jenes im Vier-Wochen-Plan.

## Die Mineralsalzwerte der Frühstücks-Rezepte

| Rezept | kcal | kJ | Na (g) | K (g) | Ca (g) | Mg (g) |
|---|---|---|---|---|---|---|
| Backpflaumen/Dörrzwetschken-Aufstrich | 324 | 1358 | 0,1 | 0,8 | 0,2 | 0,0 |
| Birnenfrischkost | 273 | 1146 | 0,1 | 0,7 | 0,2 | 0,1 |
| Birnenpaste | 218 | 909 | 0,0 | 0,6 | 0,0 | 0,0 |
| Frühstücksalat | 327 | 1364 | 0,1 | 1,2 | 0,2 | 0,1 |
| Gurken-Knoblauch-Quark/-Topfen | 187 | 787 | 0,1 | 0,5 | 0,2 | 0,0 |
| Joghurtmüsli | 264 | 1105 | 0,1 | 0,6 | 0,3 | 0,1 |
| Kräuterquark/-topfen | 217 | 908 | 0,1 | 0,5 | 0,3 | 0,1 |
| Kümmel-Tomaten-Quark/-Topfen | 199 | 831 | 0,1 | 0,3 | 0,2 | 0,0 |
| Meerrettich-Kren-Aufstrich mit Apfel | 283 | 1185 | 0,1 | 0,6 | 0,2 | 0,0 |
| Orangen-Bananen-Quark/-Topfen | 249 | 1042 | 0,1 | 0,6 | 0,2 | 0,1 |
| Quark/Topfen mit Champignons | 162 | 681 | 0,1 | 0,3 | 0,2 | 0,0 |
| Quark-/Topfencreme mit Fruchtsauce | 215 | 899 | 0,1 | 0,3 | 0,2 | 0,0 |
| Quark/Topfen mit Honig | 248 | 1037 | 0,1 | 0,2 | 0,2 | 0,0 |
| Quark-Möhren-/Topfen-Karotten-Aufstrich | 223 | 933 | 0,1 | 0,5 | 0,2 | 0,0 |
| Quark-/Topfen-Aufstrich | 197 | 823 | 0,1 | 0,3 | 0,2 | 0,0 |
| Rote-Bete-/Rote-Rüben-Aufstrich | 375 | 1573 | 0,2 | 0,6 | 0,3 | 0,0 |
| Saure Sahne/Sauerrahm mit Backpflaumen/ Dörrzwetschken und Weizenkeimen | 242 | 1016 | 0,1 | 0,8 | 0,2 | 0,0 |
| Saure Sahne/Sauerrahm mit Cornflakes | 281 | 1176 | 0,3 | 0,5 | 0,2 | 0,0 |
| Schnittlauchquark | 231 | 967 | 0,1 | 0,3 | 0,3 | 0,0 |
| Süße Quark-/Topfen-Frischkost-Creme | 324 | 1359 | 0,1 | 0,5 | 0,3 | 0,0 |
| Tomatenquark/-topfen | 354 | 1475 | 0,9 | 3,7 | 0,3 | 0,1 |
| Vitalmüsli | 311 | 1298 | 0,1 | 0,7 | 0,2 | 0,1 |
| Vitaminaufstrich | 273 | 1145 | 0,1 | 0,7 | 0,3 | 0,0 |
| Weizenkeim-Bananen-Müsli | 203 | 846 | 0,0 | 0,6 | 0,1 | 0,1 |
| Weizenkeimquark-/topfen | 348 | 1461 | 0,1 | 0,3 | 0,2 | 0,0 |
| Wurzelfrischkost auf Vollkornbrot | 285 | 1197 | 0,0 | 0,2 | 0,0 | 0,0 |

## Die Mineralsalzwerte der Rezepte für Zwischendurch

| Rezept | kcal | kJ | Na (g) | K (g) | Ca (g) | Mg (g) |
|---|---|---|---|---|---|---|
| Apfelessig-Elixier | 67 | 280 | 0,0 | 0,0 | 0,0 | 0,0 |
| Apfeljoghurt | 182 | 756 | 0,1 | 0,4 | 0,2 | 0,0 |
| Apfel-Möhren-/Karotten-Mix | 297 | 1238 | 0,2 | 1,1 | 0,3 | 0,1 |
| Avocadodrink | 263 | 1099 | 0,1 | 0,6 | 0,2 | 0,0 |
| Bananen-Buttermilch | 199 | 835 | 0,2 | 0,8 | 0,3 | 0,1 |
| Bananen-Creme | 316 | 1321 | 0,1 | 0,8 | 0,2 | 0,1 |
| Bananen-Creme mit Backpflaumen/Dörrzwetschken | 247 | 1030 | 0,0 | 0,9 | 0,1 | 0,1 |
| Bananen-Flip | 456 | 1910 | 0,5 | 1,0 | 0,4 | 0,1 |
| Bananen-Hagebutten-Creme | 288 | 1202 | 0,1 | 0,8 | 0,3 | 0,1 |
| Bananen mit saurer Sahne | 533 | 2228 | 0,1 | 1,3 | 0,2 | 0,3 |
| Bananen-Müsli | 246 | 1026 | 0,0 | 0,7 | 0,0 | 0,1 |
| Bananen-Orangensaft | 242 | 1009 | 0,0 | 0,7 | 0,1 | 0,1 |
| Gemüse-Milch-Drink | 110 | 459 | 0,3 | 0,5 | 0,2 | 0,0 |
| Gemüsesaft mit Obstessig und Leinsamen | 101 | 421 | 0,5 | 0,4 | 0,1 | 0,1 |
| Hagebuttenjoghurt | 228 | 951 | 0,1 | 0,4 | 0,3 | 0,0 |
| Joghurtbecher | 360 | 1499 | 0,1 | 0,8 | 0,4 | 0,1 |
| Joghurtcreme | 328 | 1370 | 0,1 | 0,9 | 0,3 | 0,1 |
| Kräutermilch | 104 | 440 | 0,2 | 0,5 | 0,3 | 0,1 |
| Möhren-/Karotten-Bananen-Cocktail | 316 | 1321 | 0,1 | 0,8 | 0,2 | 0,1 |
| Möhren-/Karotten-Joghurt | 178 | 740 | 0,2 | 0,3 | 0,2 | 0,0 |
| Obst-Weizenkeim-Mix | 348 | 1453 | 0,1 | 1,0 | 0,3 | 0,1 |
| Saure Sahne/Sauerrahm mit Banane und Orangensaft | 273 | 1139 | 0,1 | 0,7 | 0,2 | 0,1 |
| Saure Sahne/Sauerrahm mit Obstessig | 103 | 430 | 0,0 | 0,1 | 0,1 | 0,0 |
| Saure Sahne/Sauerrahm mit Obst-Gemüse-Saft | 124 | 517 | 0,3 | 0,4 | 0,2 | 0,0 |
| Tomaten-Buttermilch | 875 | 3680 | 5,0 | 6,5 | 1,7 | 0,5 |
| Trockenfrüchte-Kompott | 706 | 2957 | 0,0 | 2,3 | 0,1 | 0,1 |
| Vitamin-Drink | 193 | 808 | 0,0 | 0,6 | 0,2 | 0,1 |

## Die Mineralsalzwerte der Rezepte für Mittags- und Abendgerichte

| Rezept | kcal | kJ | Na (g) | K (g) | Ca (g) | Mg (g) |
|---|---|---|---|---|---|---|
| Avocadoaufstrich | 390 | 1629 | 0,4 | 0,9 | 0,1 | 0,1 |
| Avocadococktail | 398 | 1665 | 0,0 | 0,9 | 0,0 | 0,1 |
| Avocado-Kreation | 550 | 2303 | 0,6 | 0,9 | 0,2 | 0,1 |
| Avocado-Mousse | 444 | 1857 | 0,0 | 0,8 | 0,1 | 0,1 |
| Avocadosalat | 279 | 1170 | 0,0 | 0,6 | 0,0 | 0,0 |
| Avocadosalat mit Champignons | 394 | 1647 | 0,0 | 0,9 | 0,1 | 0,1 |
| Avocados mit Käsecreme | 501 | 2097 | 0,7 | 0,7 | 0,3 | 0,1 |
| Avocados mit Kräutermarinade | 347 | 1452 | 0,1 | 0,8 | 0,0 | 0,1 |
| Avocados mit Kressemarinade | 344 | 1440 | 0,0 | 0,9 | 0,0 | 0,1 |
| Avocadosuppe mit Kartoffeln | 582 | 2436 | 0,0 | 1,5 | 0,1 | 0,1 |
| Avocadotoast | 837 | 3502 | 1,1 | 1,0 | 0,3 | 0,1 |
| Bananenauflauf | 989 | 4136 | 0,1 | 1,2 | 0,2 | 0,1 |
| Banane mit Weizenkeimen | 159 | 664 | 0,0 | 0,5 | 0,0 | 0,1 |
| Birnen-Avocado-Salat | 454 | 1902 | 0,0 | 1,0 | 0,0 | 0,1 |
| Blumenkohl-/Karfiol-Salat | 102 | 426 | 0,1 | 0,7 | 0,2 | 0,0 |
| Bratkartoffeln mit Schinken | 494 | 2070 | 0,6 | 1,3 | 0,3 | 0,1 |
| Friséesalat mit Avocados | 373 | 1559 | 0,1 | 1,0 | 0,2 | 0,1 |
| Frühlingsbrot | 454 | 1902 | 0,7 | 0,7 | 0,1 | 0,1 |
| Gebackene Kartoffeln | 208 | 873 | 0,0 | 1,1 | 0,0 | 0,1 |
| Gebackene Kartoffeln mit Meerrettichquark/Krentopfen | 184 | 772 | 0,1 | 0,3 | 0,2 | 0,0 |
| Gebackene Kartoffeln mit Paprika-Quark/-Topfen | 977 | 4092 | 0,2 | 1,5 | 0,3 | 0,1 |
| Gebackene Kümmelkartoffeln mit Schinkenquark/-topfen | 556 | 2333 | 0,3 | 1,6 | 0,2 | 0,1 |
| Gebackene Kümmelkartoffeln (siehe auch Tomatensauce) | 180 | 752 | 0,0 | 1,0 | 0,0 | 0,0 |
| Gefüllte Avocados | 521 | 2180 | 0,7 | 0,8 | 0,3 | 0,1 |
| Gefüllte Kartoffeln | 387 | 1622 | 0,2 | 1,5 | 0,1 | 0,1 |
| Grüner Quark | 319 | 1338 | 0,6 | 0,4 | 0,7 | 0,1 |
| Kartoffel-Gemüse-Cremesuppe | 344 | 1445 | 0,1 | 1,7 | 0,2 | 0,1 |
| Kartoffelgulasch | 415 | 1742 | 0,7 | 1,5 | 0,1 | 0,1 |
| Kartoffel-Lauch-Puffer | 233 | 977 | 0,0 | 0,6 | 0,1 | 0,1 |
| Kartoffeln am Spieß | 472 | 1978 | 0,4 | 1,6 | 0,1 | 0,1 |
| Kartoffeln in Folie | 294 | 1231 | 0,1 | 1,3 | 0,2 | 0,1 |
| Kartoffeln mit Birnen | 397 | 1666 | 0,2 | 1,4 | 0,0 | 0,1 |
| Kartoffeln mit Brokkoli an Käsesauce | 622 | 2606 | 0,3 | 1,8 | 0,5 | 0,1 |
| Kartoffeln mit Frischkäse | 391 | 1638 | 0,4 | 1,5 | 0,2 | 0,1 |
| Kartoffeln mit Kräuterquark/-topfen | 1637 | 7020 | 0,5 | 2,5 | 1,3 | 0,2 |
| Kartoffeln mit Schnittlauchquark/-topfen | 433 | 1818 | 0,1 | 1,4 | 0,2 | 0,1 |
| Kartoffel-Pilz-Auflauf | 541 | 2269 | 0,3 | 2,2 | 0,3 | 0,1 |
| Kartoffelpüree aus Pellkartoffeln | 277 | 1165 | 0,0 | 1,2 | 0,1 | 0,1 |
| Kartoffel-Spinat-Auflauf | 645 | 2703 | 0,5 | 1,5 | 0,3 | 0,1 |

| Rezept | kcal | kJ | Na (g) | K (g) | Ca (g) | Mg (g) |
|---|---|---|---|---|---|---|
| **Die Mineralsalzwerte der Rezepte für Mittags- und Abendgerichte** | | | | | | |
| Kartoffelsuppe mit Möhren/Karotten und saurer Sahne/Sauerrahm | 178 | 747 | 0,0 | 0,8 | 0,1 | 0,0 |
| Kartoffelsuppe mit Sellerie und Blattspinat | 189 | 792 | 0,1 | 1,2 | 0,1 | 0,1 |
| Käsesalat mit Tomaten | 326 | 1364 | 0,8 | 0,4 | 0,7 | 0,0 |
| Maisflocken-Bananen-Auflauf | 607 | 2537 | 0,0 | 1,4 | 0,1 | 0,2 |
| Maisgrießflammerie | 399 | 1671 | 0,1 | 0,4 | 0,2 | 0,1 |
| Maisgrieß mit Bananen und Backpflaumen/Dörrzwetschken | 808 | 3381 | 0,3 | 1,3 | 0,1 | 0,1 |
| Möhren-/Karotten-Apfel-Vollkornbrot | 361 | 1511 | 0,6 | 1,0 | 0,2 | 0,1 |
| Möhren-/Karottenfrischkost mit Bienenhonig | 216 | 907 | 0,1 | 0,5 | 0,1 | 0,0 |
| Möhren-/Karottensalat | 110 | 461 | 0,1 | 0,5 | 0,1 | 0,0 |
| Möhren-/Karottensalat mit Meerrettich/Kren | 94 | 393 | 0,1 | 0,4 | 0,1 | 0,0 |
| Möhren-/Karotten-Sellerie-Salat | 180 | 756 | 0,1 | 1,4 | 0,0 | 0,0 |
| Naturreis mit Gemüse | 313 | 1306 | 0,1 | 0,8 | 0,2 | 0,1 |
| Nudelpfanne | 344 | 1399 | 0,1 | 0,9 | 0,2 | 0,1 |
| Rote-Bete-/Rote-Rüben-Cocktail | 173 | 723 | 0,1 | 0,7 | 0,2 | 0,0 |
| Rote-Bete-/Rote-Rüben-Frischkost | 139 | 581 | 0,1 | 0,7 | 0,2 | 0,0 |
| Rote-Bete-/Rote-Rüben-Gemüse | 200 | 836 | 0,3 | 0,8 | 0,1 | 0,1 |
| Rote Bete/Rote Rübe mit Meerrettich/Kren | 210 | 879 | 0,1 | 0,4 | 0,0 | 0,0 |
| Rote-Bete-/Rote-Rüben-Salat mit Meerrettich/Kren | 270 | 1130 | 0,1 | 0,9 | 0,1 | 0,1 |
| Saure Sahne/Sauerrahm mit Birnen | 221 | 924 | 0,1 | 0,4 | 0,2 | 0,0 |
| Schlemmertoast | 416 | 1740 | 0,8 | 0,7 | 0,3 | 0,1 |
| Schollefilets mit Zwiebelringen in Folie | 386 | 1612 | 0,2 | 0,9 | 0,2 | 0,1 |
| Spinat-Avocado-Salat | 187 | 782 | 0,2 | 0,8 | 0,2 | 0,1 |
| Spinatsalat | 121 | 505 | 0,1 | 0,8 | 0,2 | 0,1 |
| Tomatensauce aus Dosentomate | 107 | 450 | 0,6 | 0,7 | 0,1 | 0,0 |
| Tomatensauce aus frischen Tomaten | 109 | 451 | 0,1 | 1,4 | 0,1 | 0,1 |
| Tomatensalat mit Basilikum | 166 | 691 | 0,1 | 0,9 | 0,1 | 0,1 |
| Tomatensuppe | 219 | 915 | 0,3 | 1,0 | 0,2 | 0,1 |
| Überbackener Champignontoast | 497 | 2080 | 0,8 | 1,1 | 0,3 | 0,1 |
| Überbackener Vollkorn-Knoblauchtoast | 703 | 2945 | 0,6 | 0,4 | 0,3 | 0,0 |
| Vollkornnudeln mit Champignons | 343 | 1430 | 0,2 | 0,9 | 0,1 | 0,1 |
| Vollkornspaghetti mit Champignon-Käsecreme | 397 | 1660 | 0,4 | 0,7 | 0,2 | 0,1 |
| Vollkorntoast mit Avocadopüree | 447 | 1871 | 0,3 | 0,7 | 0,0 | 0,0 |
| Vollkorntoast mit Gemüse | 282 | 1183 | 0,4 | 0,6 | 0,1 | 0,0 |
| Vollreisflockensuppe mit Backpflaumen/Dörrzwetschken | 156 | 653 | 0,0 | 0,4 | 0,0 | 0,0 |
| Wurzelkartoffeln mit Meerrettich/Kren | 448 | 1879 | 0,2 | 1,8 | 0,2 | 0,1 |
| Zucchinisalat | 168 | 701 | 0,0 | 0,6 | 0,1 | 0,0 |

# Die Mädchen-Diät

## DIE WAHL DER RICHTIGEN NAHRUNGSMITTEL

Bei der Mädchen-Diät sollte mindestens halb soviel Magnesium und Kalzium in der Nahrung enthalten sein wie Kalium und Natrium. Deshalb sollten folgende Nahrungsmittel während der Diät gemieden werden, es sei denn, sie sind in den Rezepten ausdrücklich angeführt.

**Nahrungsmittel, die während der Mädchen-Diät NICHT gegessen werden sollten (außer in den Mengen, wie sie in den Rezepten angegeben sind):**

**Milchprodukte**
Buttermilchpulver, Kondensmilch, Magermilchpulver, Vollmilchpulver

**Käse**
Tilsiter, Rahmbrie, Chester, Emmentaler, Parmesan, Edamer, Edelpilzkäse, Gouda, Camembert, Harzer/Quargel, Limburgerkäse, Romadur, Doppelrahmkäse, Schmelzkäse

**Fette, Öle und Fettprodukte**
Erdnußpaste, Margarine, Fertigmayonnaise

**Fisch und andere See- und Meerestiere**
Hering, Katfisch, Makrele, Schellfisch, Scholle, Seehecht, Seezunge, Steinbutt, Tintenfisch, Austern, Garnelen, Hummer, Krebse, Miesmuscheln, Steckmuscheln, Aal, Forelle, Lachs, Schleie, Zander

**Fischdauerwaren**
Geräucherter Aal, Bückling, Brathering in Marinade, geräucherte Flunder, marinierter Hering, Heringfilet in Tomaten- oder Sahnemeerrettichsauce, geräucherter Katfisch, Kaviar, Kaviar-Ersatz, Krabben in Dosen, geräucherter Lachs, geräucherte Makrele, Matjeshering, Ölsardinen, geräucherter Rotbarsch, Salzhering, geräucherter Schellfisch, Schillerlocken, geräucherter Seeaal, geräucherter Seelachs, Stockfisch, Thunfisch in Öl

**Fleisch und Geflügel**
Ente, Gans, Huhn, Truthahn, Lammfleisch, Kalbfleisch, Rindfleisch, Schweinefleisch, Wild, Innereien, alle Fleisch- und Wurstwaren sowie Suppenextrakt

**Brote und Backwaren**
Alle käuflichen Brote, Fein- und Dauerbackwaren, Hefe

**Hülsenfrüchte, Samen und Nüsse**
Gelbe, geschälte Erbsen, Kokosmilch, Kokosraspel, ungeschälte Lupiniensamen

**Gemüse und Gemüseprodukte**   Artischocken, Sellerie, Grüne Bohnen in Dosen, Erbsen, Salzgurken, Kartoffelchips, Löwenzahnblätter, Mangold, Mais in der Dose, getrocknete Möhren/Karotten, Rote Rüben/Rote Bete, Senf, Spargel in Dosen, gesalzenes Tomatenmark, getrocknete Zwiebeln, alle Pilze (frisch und aus Dosen)

**Obst und Obstprodukte**   Apfelgelee, Apfelsinen-/Orangenkonfitüre, getrocknete Aprikosen/Marillen, festes Acerolakonzentrat, getrocknete Datteln, getrocknete Feigen, Honigmelone, schwarze und rote Rosinen, Oliven

**Süßwaren und Süßspeisen**   Brotaufstrich auf Nußbasis, Kakaopulver, Vollmilchschokolade, Vollmilchschokolade mit Haselnüssen

**Fertiggerichte**   Alle Fertiggerichte

## Bei der Mädchen-Diät sollten immer folgende Lebensmittel vorrätig sein:

**Brot**   Selbstgebackenes, salzarmes Brot, Karottentorte, Reiskuchen, Apfel-Hirsekuchen, Kartoffelbrot
Bei der Mädchen-Diät ist es notwendig, Brot und Kuchen selbst zu backen, da alle käuflichen Brotsorten zuviel Kochsalz enthalten.

**Getreide und Kartoffeln**   Kartoffeln, Naturreis, Hirse, Hirseflocken, Maisgrieß, Maisflocken, Dinkelgrieß, Dinkelflocken, Gerstenflocken, Vollkornteigwaren, Weizenkeime

**Milchprodukte**   Magerquark/-topfen, Magerjoghurt, Kefir, Buttermilch, saure Sahne/Sauerrahm

**Obst und Gemüse**   Zitronen, Orangen, Bananen, Backpflaumen/Dörrzwetschken, Möhren/Karotten, Äpfel, Birnen, frischer Spinat oder tiefgefühlter Blattspinat, Linsen, tiefgekühlte Erbsen, frische Kräuter (Petersilie, Dill, Schnittlauch) oder tiefgekühlte Kräutermischung, Knoblauch, Zwiebeln, Meerrettich, Kren

**Säfte**   Sanddornsaft, Möhren-/Karottensaft, Gemüsesaft, Orangensaft, Apfelsaft, Tomatensaft, Johannisbeersaft, Rote-Bete-/Rote-Rüben-Saft

| | |
|---|---|
| **Diverse Würzmittel** | Apfelessig, Sonnenblumen- oder Maiskeimöl, salzarme Gemüsebrühwürfel, Honig, Hagebuttenkonfitüre |
| **Gewürze** | Es sollten immer genug Gewürze vorrätig sein, da bei der Zubereitung der Speisen kein Salz verwendet werden darf: Pfeffer, Muskat, Curry, Paprikapulver, Kümmel ganz und gemahlen, Bohnenkraut, Majoran, Thymian, Oregano, Basilikum, Nelken ganz und gemahlen, Ingwer, Zimt, Zucker, Vanillearoma oder -zucker, Hefeflocken |

# DIE REZEPTE

Alle Mengenangaben in den Rezepten gelten für zwei Personen. Ausgenommen sind die Rezepte für Brote und Kuchen, hier sind die angegebenen Mengen größer (ein Brot reicht ca. für eine Woche). Brote und Kuchen lassen sich jedoch gut einfrieren.
Es ist bei der Mädchen-Diät wichtig, Brot und Kuchen selbst zu backen, da alle käuflichen Brot- und Kuchensorten zuviel Salz enthalten.

Die Rezepte sind in den Gruppen Brote und Kuchen, Frühstück, Für Zwischendurch sowie Mittags- und Abendgerichte jeweils alphabetisch gereiht.

Der folgende Vier-Wochen-Plan enthält alle Rezepte für einen Monat. Im zweiten Monat (und erforderlichenfalls in den weiteren Monaten) beginnt man mit dem Vier-Wochen-Plan wieder von vorne. Man kann die Wochen aber auch untereinander austauschen.

Möchte man einmal ein anderes Rezept als das im Vier-Wochen-Plan gerade vorgesehene verwenden, kann man anhand der auf den Seiten 171 bis 175 aufgelisteten Mineralsalz-Zusammensetzung der einzelnen Gerichte ein vergleichbares aussuchen.

## BEI DER MÄDCHEN-DIÄT
## MUSS SEHR SALZARM GEGESSEN WERDEN!

Kochsalz besteht aus den Mineralstoffen Natrium und Chlorid. 1 g Kochsalz enthält 0,4 g Natrium und 0,6 g Chlorid.

Der Bedarf an Natrium und Chlorid wird im allgemeinen ausreichend durch den natürlichen Gehalt in den Lebensmitteln gedeckt.

Neben dem natürlichen Natriumchlorid, das in den Lebensmitteln vorhanden ist, stammt die größte Kochsalzmenge jedoch aus verarbeiteten Nahrungsmitteln.

So stammen ca.

40% unserer täglichen Kochsalzmenge aus Brot und Backwaren,
30% aus Fleisch und Fleischwaren,
 7% aus Käse,
 5% aus Gemüseprodukten,
 4% aus Fisch und Fischwaren,
 8% aus Getränken und sonstigen Gerichten.

Da wir pro Tag nur 2—3 g Kochsalz zu uns nehmen sollten, hätten wir uns mit 100 g geräuchertem Schinken schon total eingedeckt.

Und so mancher Bürger ißt bereits zum Frühstücksei mehr als seine „zugelassene" tägliche Menge — nämlich bis zu 5 g Salz.

Ganz abgesehen von der Einhaltung der Mädchen-Diät wäre es aus gesundheitlichen Gründen (Vermeidung von Bluthochdruck z. B.) wünschenswert und sinnvoll, wenn wir unseren Geschmack an eine salzärmere Kost gewöhnen könnten.

Kinder sollten übrigens von Anfang an an eine salzärmere Kost gewöhnt werden, damit sie sich gar nicht erst den Geschmack verderben.

# VIER-WOCHEN-PLAN FÜR DIE MÄDCHEN-DIÄT

## GETRÄNKE

Täglich eineinhalb Liter Leitungswasser mit dem Saft von vier Zitronen.

## 1. WOCHE

### 1. TAG

| | |
|---|---|
| **Frühstück** | 100 g* salzarmes Brot<br>Frischkostaufstrich |
| **Zwischendurch** | Grapefruitkefir |
| **Mittagessen** | Kartoffeln mit Gurkenquark/-topfen |
| **Abendessen** | Sojakeimlingsuppe mit Dinkelgrieß<br>50 g salzarmes Brot |

### 2. TAG

| | |
|---|---|
| **Frühstück** | Müsli mit Quark/Topfen |
| **Zwischendurch** | Buttermilch mit Honig und Zitronensaft |
| **Mittagessen** | Gedünstete Erbsen mit Möhren/Karotten<br>100 g salzarmes Brot oder 250 g Kartoffeln (Grundrezept) |
| **Abendessen** | Rettichbrot<br>(100 g salzarmes Brot) |

### 3. TAG

| | |
|---|---|
| **Frühstück** | 100 g salzarmes Brot mit Butter und Honig |
| **Zwischendurch** | Apfeljoghurt |
| **Mittagessen** | Kräuterhirse mit Grünen Bohnen/Fisolen |
| **Abendessen** | Maisgrießsuppe<br>50 g salzarmes Brot |

* Die Gewichtsangaben im Vier-Wochen-Plan entsprechen jeweils der Menge pro Person.

## 4. TAG

| | |
|---|---|
| **Frühstück** | Warmes Müsli |
| **Zwischendurch** | Bananenmix |
| **Mittagessen** | Bunter Reis |
| **Abendessen** | Kümmelkartoffeln<br>Spinatsalat mit Möhren/Karotten |

## 5. TAG

| | |
|---|---|
| **Frühstück** | 100 g salzarmes Brot<br>Quark-/Topfenaufstrich mit Möhren/Karotten und Apfel |
| **Zwischendurch** | Möhren-/Karottenkefir |
| **Mittagessen** | Haferflocken-Bananen-Auflauf |
| **Abendessen** | Polentasuppe mit Zucchini<br>50 g salzarmes Brot |

## 6. TAG

| | |
|---|---|
| **Frühstück** | Süßer Getreidebrei |
| **Zwischendurch** | Kräuterbuttermilch |
| **Mittagessen** | Vollkornspaghetti mit Gemüsesauce |
| **Abendessen** | Paprika-Vitamin-Brot<br>(100 g salzarmes Brot) |

## 7. TAG

| | |
|---|---|
| **Frühstück** | Möhren-/Karottentorte |
| **Zwischendurch** | Birnenmilch |
| **Mittagessen** | Seezungenfilets<br>Kressekartoffeln<br>Kopfsalat mit Joghurt-Kräuter-Dressing |
| **Abendessen** | Schlemmerkartoffeln<br>Sojasprossensalat |

# 2. WOCHE

## 1. TAG

| | |
|---|---|
| **Frühstück** | 100 g salzarmes Brot<br>Meerrettich-/Krenaufstrich mit Apfel |
| **Zwischendurch** | Pikantes Kefir |
| **Mittagessen** | Kümmelkartoffeln im Silbermantel<br>Quark/Topfen mit Äpfel und Nüssen |
| **Abendessen** | Sojabohnensuppe |

## 2. TAG

| | |
|---|---|
| **Frühstück** | Joghurtmüsli |
| **Zwischendurch** | Kressemix |
| **Mittagessen** | Spaghetti mit Knoblauch<br>Tomatensalat |
| **Abendessen** | Kräuterkartoffeln mit Gemüse |

## 3. TAG

| | |
|---|---|
| **Frühstück** | 100 g salzarmes Brot<br>Butter, Honig oder Marmelade |
| **Zwischendurch** | Buttermilch mit Apfelessig |
| **Mittagessen** | Kräuterreis mit Tomatensauce |
| **Abendessen** | Gefüllte Kartoffeln |

## 4. TAG

| | |
|---|---|
| **Frühstück** | Muntermacher-Müsli |
| **Zwischendurch** | Sanddornbuttermilch |
| **Mittagessen** | Grüne Bohnen/Fisolen mit Kartoffeln |
| **Abendessen** | Reissalat |

## 5. TAG

| | |
|---|---|
| **Frühstück** | Möhren-/Karotten-Apfel-Frischkost auf salzarmem Brot |
| **Zwischendurch** | Joghurt-Fruchtsaft-Drink |
| **Mittagessen** | Polenta mit Obst |
| **Abendessen** | Radieschenbrot |

## 6. TAG

| | |
|---|---|
| **Frühstück** | Bananenmüsli |
| **Zwischendurch** | Tomatenbuttermilch |
| **Mittagessen** | Spinatauflauf<br>Möhren-/Karottengemüse<br>Kümmelkartoffeln im Silbermantel |
| **Abendessen** | Kartoffellaibchen |

## 7. TAG

| | |
|---|---|
| **Frühstück** | Apfel-Hirse-Kuchen |
| **Zwischendurch** | Möhren-/Karotten-Apfel-Buttermilch |
| **Mittagessen** | Forellen mit Gartenkresse<br>Kartoffelpüree mit Kräutern<br>Feld-/Vogerlsalatteller |
| **Abendessen** | Reissuppe<br>50 g salzarmes Brot |

# 3. WOCHE

## 1. TAG

| | |
|---|---|
| **Frühstück** | 100 g salzarmes Brot<br>Frühlingsaufstrich |
| **Zwischendurch** | Buttermilchschale |
| **Mittagessen** | Rosmarinkartoffeln<br>Tomatensauce |
| **Abendessen** | Linsengemüse natur<br>50 g salzarmes Brot |

## 2. TAG

| | |
|---|---|
| **Frühstück** | Müsli mit frischen Früchten |
| **Zwischendurch** | Buttermilch mit Möhren-/Karottensaft und Gurkenscheiben |
| **Mittagessen** | Vollkornbandnudeln mit Spinat |
| **Abendessen** | Erbsensalat<br>50 g salzarmes Brot |

## 3. TAG

| | |
|---|---|
| **Frühstück** | 100 g salzarmes Brot<br>Butter, Honig oder Marmelade |
| **Zwischendurch** | Rote-Bete-/Rote-Rüben-Buttermilch |
| **Mittagessen** | Kartoffeln in Silbermantel<br>Kräuterquark/-topfen |
| **Abendessen** | Spinatsuppe<br>50 g salzarmes Brot |

## 4. TAG

| | |
|---|---|
| **Frühstück** | Guten-Morgen-Müsli |
| **Zwischendurch** | Orangenmix |
| **Mittagessen** | Reis mit Kräutern der Provence<br>Radiccio-Kopf-Salat |
| **Abendessen** | Bouillonkartoffeln |

## 5. TAG

| | |
|---|---|
| **Frühstück** | 100 g salzarmes Brot<br>Radieschenaufstrich |
| **Zwischendurch** | Joghurt mit Tomatensaft |
| **Mittagessen** | Maisflockenauflauf |
| **Abendessen** | Passierte Gemüsesuppe<br>50 g Knoblauchbrot |

## 6. TAG

| | |
|---|---|
| **Frühstück** | Weizenkeimbrei |
| **Zwischendurch** | Joghurt mit Backpflaumen/Dörrzwetschken |
| **Mittagessen** | Meerrettich-/Krenkartoffeln<br>Buntes Gemüse |
| **Abendessen** | Hirsesuppe mit Gemüse |

## 7. TAG

| | |
|---|---|
| **Frühstück** | Reiskuchen |
| **Zwischendurch** | Zitronenquark/-topfen |
| **Mittagessen** | Gefüllter Fisch<br>Kressekartoffeln |
| **Abendessen** | Kartoffelsuppe |

# 4 . WOCHE

## 1 . TAG

| | |
|---|---|
| **Frühstück** | 100 g salzarmes Brot<br>Sojaaufstrich |
| **Zwischendurch** | Möhren-/Karotten-Bananen-Cocktail |
| **Mittagessen** | Kartoffeln (Grundrezept) mit<br>Gemüsequark/-topfen |
| **Abendessen** | Erbsensuppe<br>50 g salzarmes Brot |

## 2 . TAG

| | |
|---|---|
| **Frühstück** | Schlemmermüsli |
| **Zwischendurch** | Gurkencocktail |
| **Mittagessen** | Maisgrießklöße/-knödel<br>Lauchgemüse |
| **Abendessen** | Einfache Kräuterkartoffeln vom Grill<br>Rohkostsalat |

## 3 . TAG

| | |
|---|---|
| **Frühstück** | 100 g salzarmes Brot mit<br>Butter, Honig oder Marmelade |
| **Zwischendurch** | Joghurt mit Obst-Gemüse-Saft |
| **Mittagessen** | Spinatreis<br>Pochiertes Ei |
| **Abendessen** | Pichelsteiner Gemüse |

## 4. TAG

| | |
|---|---|
| **Frühstück** | Müsli „Morgenfrische" |
| **Zwischendurch** | Möhren-/Karotten-Apfel-Buttermilch |
| **Mittagessen** | Mais-Gemüse-Topf<br>50 g salzarmes Brot |
| **Abendessen** | Lauchkartoffeln |

## 5. TAG

| | |
|---|---|
| **Frühstück** | 100 g salzarmes Brot<br>125 g Quark/Topfen, mit Honig verrührt |
| **Zwischendurch** | Möhren-/Karotten-Sellerie-Mix |
| **Mittagessen** | Überbackene Apfel- und Bananenscheiben |
| **Abendessen** | Gurkenbrot |

## 6. TAG

| | |
|---|---|
| **Frühstück** | Süßer Hirsebrei |
| **Zwischendurch** | Buttermilch mit Banane |
| **Mittagessen** | Gemüsekartoffeln mit Meerrettich/Kren |
| **Abendessen** | Linsensalat<br>50 g salzarmes Brot |

## 7. TAG

| | |
|---|---|
| **Frühstück** | 100 g Kartoffelbrot<br>Butter und Honig |
| **Zwischendurch** | Apfel-Milch-Cocktail |
| **Mittagessen** | Seezungenfilets in Mandelsauce<br>Champignonreis |
| **Abendessen** | Kartoffelsuppe mit Erbsen<br>50 g salzarmes Brot |

# BROTE UND KUCHEN

## APFEL-HIRSE-KUCHEN

150 g Hirse
1/2 l Wasser
100 g Margarine
100 g Quark/Topfen
200 g Honig
4 Eigelb
4 Eiweiß
abgeriebene Schale einer Zitrone

Vanillearoma
1 Eßlöffel Rum
100 g Weizenvollmehl
1 Päckchen Backpulver
4—5 große Äpfel
Zimt
gehackte Mandeln zum Bestreuen

Hirse zweimal heiß waschen, in kochendes Wasser geben und 5—8 Minuten kochen lassen, bis das Wasser fast eingedampft ist. Danach zudecken und 1 Stunde quellen lassen (eventuell auch über Nacht).

Margarine gut abrühren. Quark/Topfen und Honig beigeben und schließlich die Eigelb einzeln unterrühren.

Nun Vanillearoma, Zitronenschale, Rum und die abgekühlte Hirse dazugeben, Mehl mit Backpulver vermischen und abwechselnd mit dem festen Eischnee leicht unterrühren. Zuletzt die kleingeschnittenen Äpfel und den Zimt dazugeben. Den Teig in eine große, befettete und mit Mehl bestaubte Form geben, glattstreichen und mit den gehackten Mandeln bestreuen. Den Kuchen 1 Stunde backen.

## KARTOFFELBROT

500 g Mehl
3/8 l saure Milch
10 g Hefe
250 g gekochte, passierte Kartoffeln

40 g Zucker
30 g Butter
1 Ei
Gewürze nach Wahl (kein Kochsalz!)

Saure Milch leicht erwärmen, Hefe, Zucker, Butter und Ei darin verquirlen. Die Hefemilch mit Kartoffeln, Mehl und den Gewürzen zu einem festen Teig verrühren oder verkneten.

Den Teig aufgehen lassen, danach kleine Laibchen oder zwei größere Laibe formen und diese mit Ei bestreichen. Die kleinen Laibchen 30 Minuten, die größeren Laibe 60 Minuten im Backofen bei ca. 180° C backen.

## MÖHREN-/KAROTTENTORTE

| | |
|---|---|
| 400 g Möhren/Karotten | 100 g Weizenvollmehl |
| 3 Eier | 1 Teelöffel Backpulver |
| 250 g Fruchtzucker | Saft einer Zitrone |
| 250 g feingemahlene Walnüsse | |

Möhren/Karotten putzen, waschen und fein reiben. Eigelb und Eiweiß trennen, Eigelb und Zucker schaumig rühren.

Möhren/Karotten, Nüsse, Mehl, Backpulver sowie den Zitronensaft dazugeben und alles gut durchmischen.

Eiweiß steifschlagen und unter die Masse heben. Den Teig in eine befettete, bemehlte Form füllen und im Backofen bei 170° C ca. 45—60 Minuten backen.

## REISKUCHEN

| | |
|---|---|
| 170 g Weizenvollmehl | 1/8 l saure Milch |
| 50 g Vollweizenschrot | 20 g Zucker |
| 20 g Hefe | 1 Ei |
| 25 g Butter oder Margarine | |

*Für die Fülle:*

| | |
|---|---|
| 1 1/4 l Milch | abgeriebene Schale einer Zitrone |
| 250 g Rundkorn-Vollreis | 3 Eiweiß |
| Mark einer Vanilleschote | 3 Eigelb |
| 2 Eßlöffel Honig | 20 g Butter |
| 50 g Mandelstifte | |

Hefe in der lauwarmen sauren Milch auflösen und mit den übrigen Teigzutaten verrühren. Gut durchkneten und an einem warmen, zugfreien Ort so lange aufgehen lassen, bis der Teig sein Volumen verdoppelt hat.

Danach durchkneten, ausrollen, eine befettete Springform mit dem Teig belegen und nochmals gehen lassen.

*Fülle:* Die Milch zum Kochen bringen und den Reis eingießen. Bei kleiner Flamme ca. 30 Minuten ausquellen lassen, bis die Masse sehr dick ist. Mit Vanillemark, Honig und Zitronenschale abschmecken und die Mandelstifte zugeben. Die Fülle mit Eigelb binden und den steifen Eischnee unterheben.

Die Masse auf dem Teig in der Springform verteilen, Butterflöckchen darauf verteilen und den Kuchen im Backofen bei 200° C 50 Minuten backen.

## SALZARMES BROT

500 g Roggenvollmehl
500 g Weizenvollmehl
60 g Hefe
1/4 l Wasser
1/4 l saure Milch

2 Eßlöffel Weizenkeime
Gewürze nach Wahl
(z. B. eine Mischung aus Anis,
Fenchel und Koriander)

Die beiden Mehlsorten mischen und anwärmen. In der Mitte eine Mulde ein-
drücken und die Hefe hineinkrümeln. Mit warmem Wasser, der sauren Milch
und den Gewürzen verrühren und 30 Minuten gehen lassen. Dann den Teig sehr
gut verkneten und in einer befetteten Kastenform nochmals 1 Stunde gehen
lassen.

Das Brot ca. 1 1/2 Stunden bei 180° C im Backofen backen, danach in Alufolie
wickeln und zwei Tage stehen lassen, denn erst nach zwei Tagen entfaltet das
salzarme Brot seinen herrlichen Geschmack.

# ZUM FRÜHSTÜCK

## BANANENMÜSLI

| | |
|---|---|
| 2 Bananen | 1 Eßlöffel Honig |
| Saft einer Orange | Zitronensaft |
| 2 Eßlöffel Hirseflocken | feingehackte Nüsse |

Die Bananen fein zerdrücken und mit dem Orangensaft und den Hirseflocken zu einem geschmeidigen Müsli vermischen.

Den Honig darübergießen, etwas Zitronensaft daraufträufeln und mit feingehackten Nüssen bestreuen.

## FRISCHKOSTAUFSTRICH

| | |
|---|---|
| 1 Möhre/Karotte | 125 g Butter |
| 1 Scheibe Sellerie | salzarmes Brot (siehe Seite ▮ ▮) |
| 1 kleine Zwiebel | Schnittlauch |
| Petersilie | |

Möhre/Karotte gut waschen und mit dem Sellerie fein reiben. Zwiebel und grüne Petersilie fein hacken und mit der Butter gut vermischen.

Den Aufstrich auf salzarmes Brot streichen und mit Schnittlauch bestreuen.

## FRÜHLINGSAUFSTRICH

| | |
|---|---|
| 250 g Magerquark/-topfen | 3 Eßlöffel gehackte Kresse |
| 1/8 l Magerjoghurt | 2 Eßlöffel gehackter Schnittlauch |
| Zitronensaft | 2 Eßlöffel gehackter Kerbel |
| 1 feingehackte Zwiebel | |

Quark/Topfen mit Joghurt gut verrühren, würzen und am Schluß Zwiebel und Kräuter unterrühren.

## GUTEN-MORGEN-MÜSLI

100 g Fünfkornflocken
2 Eßlöffel gekeimte Weizenkörner
Saft einer Zitrone
1 Eßlöffel Honig
100 g feingeriebene Möhren/Karotten

1 Eßlöffel feingehackte Walnüsse
1 grob geriebener Apfel
1 Kaffeelöffel Rosinen
1 Becher Kefir

Die Getreideflocken mit den gehackten Walnüssen, den Rosinen sowie den Weizenkeimen vermengen und auf zwei Portionen aufteilen. Zitronensaft mit Honig und Kefir verrühren und gleichmäßig über die Getreidemischung gießen.
Das Müsli mit feingeriebenen Möhren/Karotten sowie dem geriebenen Apfel garnieren und mit gehackten Nüssen bestreut servieren.

## JOGHURTMÜSLI

1/2 l Magerjoghurt
4 Eßlöffel Weizenkeime
1 mittelgroßer Apfel

Zitronensaft
1 Eßlöffel Honig
50 g gehackte Walnüsse

Joghurt mit dem kleingeschnittenen Apfel vermischen und mit Zitronensaft und Honig abschmecken.
Das Müsli mit Weizenkeimen und geriebenen Nüssen bestreut servieren.

## MEERRETTICH-/KRENAUFSTRICH MIT APFEL

60 g feingeriebener Meerrettich/Kren
1 Apfel
1 Messerspitze Zucker
150 g Magerquark/-topfen

saure Milch nach Bedarf
Paprikapulver
Gurken- und Tomatenscheiben
salzarmes Brot (siehe Seite 122)

Meerrettich/Kren, den mit der Schale geriebenen Apfel und Zucker gut vermischen. Diese Masse in den Quark/Topfen einrühren und bei Bedarf mit ein wenig saurer Milch verdünnen. Brotscheiben mit dem Aufstrich bestreichen und ganz leicht mit Paprikapulver würzen.
Je nach Geschmack kann man die Brote mit Gurken- und Tomatenscheiben oder mit dünnen Apfelscheiben belegen.

## MÖHREN-/KAROTTEN-APFEL-FRISCHKOST AUF SALZARMEM BROT

**4 Möhren/Karotten**
**2 Äpfel**
**1 Eßlöffel gemahlene Haselnüsse**
**etwas Zitronensaft**

**2 Eßlöffel saure Sahne/Sauerrahm**
**gehackte Kräuter**
**salzarmes Brot (siehe Seite 122)**

Möhren/Karotten putzen und waschen, Äpfel schälen, vierteln und vom Kerngehäuse befreien. Diese Zutaten grob reiben, danach Haselnüsse und Zitronensaft hinzufügen.
Den Aufstrich abschmecken und auf die Brotscheiben streichen. Darüber etwas saure Sahne/Sauerrahm verteilen und mit Kräutern garniert servieren.

## MUNTERMACHER-MÜSLI

**2 Äpfel**
**1/4 l Kefir**
**1 Kaffeelöffel Rosinen**
**1 Eßlöffel Leinsamen**

**2 Eßlöffel Haferflocken**
**2 Eßlöffel gehackte Nüsse**
**1 Eßlöffel Honig**

Die Äpfel fein reiben und mit Kefir und den gehackten Nüssen vermischen. Rosinen, Leinsamen, Honig und Haferflocken zugeben und das Müsli noch cirka 1/2 Stunde ziehen lassen.

## MÜSLI MIT FRISCHEN FRÜCHTEN

| | |
|---|---|
| 1/8 l heißes Wasser | 6 große Weintrauben |
| Saft einer halben Zitrone | 10 g gehackte Nüsse |
| 1 Kaffeelöffel Rosinen | 40 g Haferflocken |
| 1 Apfel | 10 g gemischte Getreideflocken |
| 1 Banane | 1 Eßlöffel gekeimte Weizenkörner |
| 1 Orange | 1/4 l Kefir |

Rosinen in Wasser und Zitronensaft einweichen. In der Zwischenzeit den Apfel entkernen und in feine Scheiben schneiden, die Banane schälen und in feine Scheiben schneiden, die Orange zerteilen und in Segmente schneiden. Die Weintrauben entkernen und alle Früchte mit Rosinen und Nüssen vermischen.
Aus Haferflocken, Getreideflocken und Weizenkörnern eine Müslimischung zubereiten, diese in eine Schüssel geben und darauf die Früchte und das Kefir verteilen.

## MÜSLI MIT QUARK / TOPFEN

| | |
|---|---|
| 250 g Magerquark/-topfen | Zitronensaft |
| 3 Eßlöffel saure Sahne/Sauerrahm | 1 Eßlöffel geriebene Walnüsse |
| 1/4 l Milch | 2 Eßlöffel Haferflocken |
| 1 Apfel | 1 Eßlöffel Leinsamen |
| 2 Eßlöffel Honig | |

Den Quark/Topfen mit den geriebenen Äpfeln und allen anderen Zutaten gut verrühren.

## MÜSLI „MORGENFRISCHE"

| | |
|---|---|
| 1/4 l Kefir | 2 Eßlöffel Haferflocken |
| 1 Apfel | 1 Eßlöffel gehackte Walnüsse |
| 1 Kaffeelöffel Rosinen | 2 Teelöffel Honig |
| 1 Eßlöffel geschroteter Leinsamen | |

Kefir in eine große Schüssel geben. Den Apfel reiben und mit den gehackten Nüssen hinzufügen. Die Rosinen, den Leinsamen, den Honig und die Haferflocken unterrühren. Das Müsli gut durchmischen und etwa 1/2 Stunde ziehen lassen.

# QUARK-/TOPFENAUFSTRICH
# MIT MÖHREN/KAROTTEN UND APFEL

300 g Magerquark/-topfen
100 g Möhren/Karotten
1 Apfel

Milch
Schnittlauch
salzarmes Brot (siehe Seite 122)

Quark/Topfen mit feingehackten Möhren/Karotten, geriebenem Apfel und Milch gut abrühren. Brotscheiben mit dem Aufstrich bestreichen und mit Schnittlauch bestreuen.

# RADIESCHENAUFSTRICH

200 g Magerquark/-topfen
Paprikapulver
Milch
200 g geriebene Radieschen

1 Eßlöffel Tomatenmark
1 Eßlöffel gehackter Schnittlauch
salzarmes Brot (siehe Seite 122)

Quark/Topfen mit allen Zutaten gut verrühren.
Brotscheiben mit dem Aufstrich bestreichen, mit Radieschenscheiben belegen und mit gehacktem Schnittlauch bestreuen.

# SCHLEMMERMÜSLI

6 Eßlöffel feingeschrotetes Getreide
1 Eßlöffel Honig
Zitronensaft
Zimt
1 Eßlöffel geriebene Nüsse

2 Eßlöffel Schlagsahne/-obers,
geschlagen
1 Banane
1 Apfel oder 1 Birne

Das Getreide in wenig Wasser einweichen und mit den anderen Zutaten vermischen.

## SOJAAUFSTRICH

| | |
|---|---|
| **70 g Sojamehl** | **Kräuter nach Geschmack** |
| **80 g Erdnußbutter** | **2 zerdrückte Knoblauchzehen** |
| **120 g Sesambutter** | **1 feingehackte Zwiebel** |

Sojamehl in einer Bratpfanne ohne Fett leicht rösten und danach abkühlen lassen. Jetzt mit Erdnuß- und Sesambutter mischen und genügend Wasser dazugeben, so daß ein Aufstrich entsteht.
Zuletzt frische Kräuter, Knoblauch und Zwiebel hinzufügen.

## SÜSSER GETREIDEBREI

| | |
|---|---|
| **100 g Getreideflocken** | **1/4 l Milch** |
| **abgeriebene Zitronenschale** | **Zimt** |
| **1/4 l Wasser** | **2 Eßlöffel Honig** |

Die Getreideflocken unter Beigabe der abgeriebenen Zitronenschale in halb Wasser und halb Milch weichkochen und vor dem Servieren mit Honig übergießen und mit Zimt bestreuen.

## SÜSSER HIRSEBREI

| | |
|---|---|
| **50 g Hirse** | **einige Rosinen** |
| **abgeriebene Zitronenschale** | **Zitronensaft** |
| **1/8 l Wasser** | **1 Eßlöffel Honig** |
| **1/8 l Milch** | |

Die Hirse unter Beigabe der abgeriebenen Zitronenschale in halb Wasser und halb Milch weichkochen. Die Rosinen in wenig Wasser und Zitronensaft kurz aufkochen und unter die Hirse mengen.
Den Hirsebrei mit Honig begießen.

## WARMES MÜSLI

**40 g feiner Weizenschrot**
**1/2 l Wasser**
**2 Eßlöffel Honig**

**2 Eßlöffel Weizenkeime**
**1 Apfel und 1 Birne, grob gerieben**
**1 Kaffeelöffel Rosinen**

Weizenschrot in etwas kaltem Wasser glattrühren und in das kochende Wasser geben, gut durchkochen. Danach kurz überkühlen lassen und die anderen Zutaten untermischen.

## WEIZENKEIMBREI

**2 Eßlöffel Weizenkeime**
**2 Äpfel**
**Saft einer halben Zitrone**

**4 Eßlöffel Milch**
**1 Eßlöffel Honig**
**1/4 l saure Milch oder Kefir**

Die Äpfel fein schneiden oder reiben und mit den anderen Zutaten verrühren.

# FÜR ZWISCHENDURCH

## APFELJOGHURT

1/8 l Magerjoghurt
1/8 l Apfelsaft
Saft einer halben Zitrone

Saft einer halben Orange
1 Kaffeelöffel Honig
Zimt

Alle Zutaten gut vermischen.

## APFEL-MILCH-COCKTAIL

1/4 l Milch
1/4 l Apfelsaft

Honig nach Geschmack

Alle Zutaten zu einem Cocktail verrühren.

## BANANENMIX

1/4 l Kefir
2 große, reife Bananen

Saft zweier Orangen
2 Teelöffel Honig

Bananen fein zerdrücken und mit den übrigen Zutaten schaumig schlagen.

## BIRNENMILCH

1/4 l Milch
1 Eßlöffel Honig

1 saftige Birne
1 Kaffeelöffel Zitronensaft

Die Birne schälen, entkernen und im Mixer pürieren. Das Mus mit Honig vermischen und danach die Milch unterrühren.

## BUTTERMILCH MIT APFELESSIG

3/8 l Buttermilch          2 Eßlöffel Apfelessig
1 Eßlöffel Honig oder Fruchtzucker

Alle Zutaten gut verrühren und sofort in zwei Gläsern servieren.

## BUTTERMILCH MIT BANANE

1 Banane          Zitronensaft
1/2 l Buttermilch          1 Eßlöffel Honig

Die Banane zerkleinern und mit den restlichen Zutaten gut durchmixen.

## BUTTERMILCH MIT HONIG UND ZITRONENSAFT

1/2 l Buttermilch          Saft einer Zitrone
2 Eßlöffel Honig

Buttermilch mit Honig und Zitronensaft verquirlen.

## BUTTERMILCH MIT MÖHREN-/KAROTTEN- SAFT UND GURKENSCHEIBEN

1/4 l Buttermilch          Saft einer halben Zitrone
1/4 l Möhren-/Karottensaft          2 Gurkenscheiben

Die Buttermilch mit den Säften verrühren und mit Gurkenscheiben verziert servieren.

# BUTTERMILCHSCHALE

**je 30 g frische Erdbeeren, Heidelbeeren
und Himbeeren**

*Für die Creme:*

| | |
|---|---|
| **1/2 l Buttermilch** | **Zitronensaft** |
| **1 Banane** | **1 Kaffeelöffel Honig** |

Beeren auf zwei Portionsschälchen aufteilen.

*Creme:* Bananen zerdrücken und mit den restlichen Creme-Zutaten versprudeln. Danach über die Beeren gießen.

# GRAPEFRUITKEFIR

| | |
|---|---|
| **1/4 l frisch gepreßter Grapefruitsaft** | **1 Eßlöffel Honig** |
| **1/4 l Kefir** | |

Grapefruitsaft mit Kefir verrühren und mit Honig süßen.

# GURKENCOCKTAIL

| | |
|---|---|
| **1/2 l Buttermilch** | **Pfeffer** |
| **1/8 l saure Sahne/Sauerrahm** | **1 kleine Zwiebel** |
| **1/2 Salatgurke** | **1 Knoblauchzehe** |
| **1 Eßlöffel gehackter Dill** | |

Die Salatgurke zerkleinern und die Zwiebel kleinschneiden. Beides mit den restlichen Zutaten im Mixer pürieren.

# JOGHURT-FRUCHTSAFT-DRINK

| | |
|---|---|
| 1/4 l Trauben-, Ananas- oder Apfelsaft | 2 Teelöffel Honig |
| 1/4 l Magerjoghurt | 1 Kaffeelöffel Zitronensaft |

Alle Zutaten in einem Mixer oder mit einem Schneebesen kräftig durchschlagen.

# JOGHURT MIT BACKPFLAUMEN/DÖRRZWETSCHKEN

| | |
|---|---|
| 12 eingeweichte Backpflaumen/Dörrzwetschken | Zitronensaft geröstete Hafer- oder Kokosflocken zum Garnieren |
| 1 Kaffeelöffel Rosinen | |
| 1/2 l Magerjoghurt | |

Backpflaumen/Dörrzwetschken abseihen, halbieren und entkernen. Danach in einer Schüssel mit den Rosinen, dem Joghurt und dem Zitronensaft vermischen, das Ganze zugedeckt kühl stehen lassen.
Vor dem Servieren das Joghurt mit gerösteten Hafer- oder Kokosflocken garnieren.

# JOGHURT MIT OBST-GEMÜSE-SAFT

| | |
|---|---|
| 1/4 l Magerjoghurt | 1 Likörglas Rote-Bete-/Rote-Rüben-Saft |
| 1/8 l schwarzer Johannisbeersaft | Zitronensaft nach Geschmack |

Alle Zutaten verquirlen und das Joghurt gut gekühlt servieren.

# JOGHURT MIT TOMATENSAFT

| | |
|---|---|
| 1/4 l Tomatensaft | etwas Curry |
| 1/4 l Magerjoghurt | |

Alle Zutaten gut miteinander vermengen und in Saftgläser füllen.

# KRÄUTERBUTTERMILCH

**1/2 l Buttermilch**
**1 Eßlöffel feingehackte Kräuter,**
**z. B. Kresse, Zitronenmelisse,**
**Borretsch, Kerbel usw.**

**oder 1/2 Päckchen**
**tiefgekühlte Kräutermischung**
**frisch gemahlener Pfeffer**
**Muskat**

Die Buttermilch mit den Kräutern verrühren, würzen und auf zwei Gläser aufteilen.

# KRESSEMIX

**1/2 l Buttermilch**
**40 g Magerquark/-topfen**

**1 Messerspitze Hefe-Extrakt**
**40 g feinstgehackte Kresse**

Alle Zutaten gut verrühren und in zwei Gläser füllen.

# MÖHREN-/KAROTTEN-APFEL-BUTTERMILCH

**1/2 l Buttermilch**
**1/4 l Möhren-/Karottensaft**
**1/4 l Apfelsaft**

**1 Kaffeelöffel Honig**
**Saft zweier Orangen**
**Saft einer halben Zitrone**

Die Buttermilch mit den Säften und dem Honig gut durchmixen.

# MÖHREN-/KAROTTEN-BANANEN-COCKTAIL

**200 g Möhren/Karotten**
**1 kleine Banane**
**1 Eßlöffel Honig**

**Saft einer halben Zitrone**
**1/2 l Buttermilch**

Möhren/Karotten im Entsafter auspressen, Banane mit Honig, Zitronensaft und Möhren-/Karottensaft im Mixer mixen und mit Buttermilch vermengen.

## MÖHREN-/KAROTTENKEFIR

**1/4 l Kefir**
**1/4 l Möhren-/Karottensaft**
**Saft zweier Orangen**

**Saft einer Zitrone**
**1 Eßlöffel Honig**

Kefir, Möhren-/Karottensaft, Orangensaft, Zitronensaft und Honig rasch verrühren und sofort servieren.

## MÖHREN-/KAROTTEN-SELLERIE-MIX

**1/4 l Milch**
**1/4 l Möhren-/Karottensaft**

**1 Glas Selleriesaft**
**etwas Currypulver**

Alle Zutaten kräftig miteinander vermixen.

## ORANGENMIX

**1/2 l Magerjoghurt**
**1/8 l Orangensaft**

**4 Eßlöffel Sanddornsaft**
**2 Eßlöffel Honig**

Alle Zutaten verquirlen oder mixen und gut gekühlt servieren.

## PIKANTES KEFIR

**1/4 l Gemüsesaft**
**1/4 l Kefir**
**1 Spritzer Worcestersauce**

**1 Spritzer Tabascosauce**
**etwas gehackte Petersilie**
**zum Garnieren**

Alle Zutaten — mit Ausnahme der Petersilie — mixen und auf zwei Gläser aufteilen. Mit Petersilie bestreut servieren.

# ROTE-BETE-/ROTE-RÜBEN-BUTTERMILCH

**1/8 l Rote-Bete-/Rote-Rüben-Saft**　　　**1/2 l Buttermilch**
**1/6 l Hagebuttensaft**　　　　　　　　　**1 Kaffeelöffel Honig**
**2 Eßlöffel Sanddornsaft**

Die Säfte mit der Buttermilch und dem Honig verquirlen.

# SANDDORNBUTTERMILCH

**1/2 l Buttermilch**　　　　　　　　　**etwas Zitronensaft**
**4 Eßlöffel Sanddornsaft**　　　　　　**Honig nach Geschmack**

Die gut gekühlte Buttermilch mit den Säften und dem Honig entweder im Mixer mixen oder mit dem Schneebesen kräftig durchschlagen.

# TOMATENBUTTERMILCH

**1/4 l Buttermilch**　　　　　　　　　　　**Salz und Pfeffer**
**1/4 l Tomatensaft (oder 4 geschälte,**　**Dill**
**kleingehackte Tomaten)**

Alle Zutaten kräftig verquirlen und das Getränk gut gekühlt servieren.

# ZITRONENQUARK/-TOPFEN

**250 g Magerquark/-topfen**　　　　　**Saft zweier Zitronen**
**einige Eßlöffel Milch**　　　　　　　　**2 Eßlöffel Honig**

Den Quark/Topfen mit Milch, Zitronensaft und Honig gut durchmischen.

# MITTAGS- UND ABENDGERICHTE

## BOUILLONKARTOFFELN

**600 g Kartoffeln**
**Pfeffer**
**1 Eßlöffel gehacktes Selleriegrün**
**1 kleine Lauchstange**

**salzarme Gemüsebouillon (Instant)**
**Majoran**
**Bohnenkraut**
**gehackte Petersilie**

Die Kartoffeln roh schälen, in dicke Scheiben schneiden, leicht pfeffern und mit Petersilie und Selleriegrün und dem in feine Ringe geschnittenen Lauch vermengen.

Das Gemüse mit salzarmer Gemüsebouillon knapp bedecken, Majoran und Bohnenkraut beigeben und zugedeckt weichkochen, bis die Kartoffeln fast zerfallen, würzen.

Für Tisch mit gehackter Petersilie bestreuen.

## BUNTER REIS

**80 g Naturreis**
**120 g grüne Bohnen/Fisolen**
**120 g Tomaten**
**120 g Hackfleisch**
**je 1 kleines Stück Sellerie,**
**Paprikaschote und Lauch**
**1 Eßlöffel Öl**

**1/2 l Wasser**
**frisch gemahlener Pfeffer**
**sehr wenig Curry**
**Dill, Petersilie und Paprikapulver**
**1 gehackte Zwiebel**
**Majoran oder Oregano**

Das Gemüse putzen und zerkleinern. Sellerie und Lauch zuerst in Öl anbraten, dann grüne Bohnen/Fisolen sowie die Paprikaschote und zuletzt die Tomaten beigeben. Danach den Naturreis, das Wasser, die Gewürze und die Kräuter zugeben.

Alles zusammen aufkochen und schließlich bei mittlerer Hitze langsam 50 Minuten garen. Kasserolle gut schließen und nicht mehr umrühren.

In der Zwischenzeit aus dem Hackfleisch mit der feingehackten Zwiebel, den Gewürzen und den Kräutern kleine Bällchen formen und nach ca. 25 Minuten als oberste Schicht in die Kasserolle legen.

Vor dem Servieren das Reisgericht mit frischem Pfeffer und den gehackten Kräutern bestreuen.

## BUNTES GEMÜSE

| | |
|---|---|
| 500 g grüne Bohnen/Fisolen | 1 Kaffeelöffel Zucker |
| 250 g Tomaten | Paprikapulver |
| 20 g Butter oder Margarine | Pfeffer |
| 1 feingehackte Zwiebel | geriebener Meerrettich/Kren |

Die grünen Bohnen/Fisolen putzen, waschen und in Wasser nicht zu weich kochen, abseihen.

In der Zwischenzeit die Tomaten waschen, in wenig Wasser weichdünsten und durch ein Sieb streichen.

Anschließend die Zwiebel in Butter oder Margarine anrösten und mit einem Kaffeelöffel Zucker, einer Prise Paprikapulver und Pfeffer würzen. Die passierten Tomaten dazugeben und glatt verrühren.

Zum Schluß die grünen Bohnen/Fisolen dazugeben, alles nochmals erhitzen und vor dem Servieren mit geriebenem Meerrettich/Kren bestreuen.

## CHAMPIGNONREIS

| | |
|---|---|
| 100 g Naturreis | Kräutermischung |
| 150 g Champignons | Pfeffer, ev. frisch gemahlen |
| 1 l salzarme Gemüsebrühe (Instant) | 1 feingehackte Zwiebel |
| frische Kräuter oder tiefgefrorene | 20 g Margarine |
| | 1 Knoblauchzehe |

Den Reis in der salzarmen Brühe im Schnellkochtopf garkochen. Die blättrig geschnittenen Champignons mit der gehackten Zwiebel dünsten, mit Pfeffer und etwas Knoblauch würzen.

Zum Schluß die Pilze mit den Kräutern unter den Reis mischen.

# EINFACHE KRÄUTERKARTOFFELN VOM GRILL

**300 g kleine Kartoffeln**
**Öl**

**reichlich frische, gehackte Kräuter**
**gepreßter Knoblauch**

Die rohen Kartoffeln gut waschen, in 1 Zentimeter dicke Scheiben schneiden und auf den erhitzten, mit Öl bestrichenen Grill legen.
Die Scheiben mit Fett beträufeln und 15 Minuten zugedeckt backen. Nach 8 Minuten wenden, wodurch auf beiden Seiten ein Grillmuster entsteht.
Die Kräuter mit dem Knoblauch verrühren und vor dem Anrichten die Kartoffelscheiben damit bestreichen.

# ERBSENSALAT

**1 Zwiebel**
**10 g Margarine**
**400 g frische Erbsen**
**1 Becher Crème fraîche**

**Pfeffer**
**etwas Zucker**
**1 Bund frischer Dill**

Die geschälte Zwiebel in sehr feine Würfel schneiden und in der Margarine glasig dünsten. Erbsen zufügen und 5 Minuten garen.
Crème fraîche mit Pfeffer und Zucker würzen und mit gehacktem Dill verrühren, danach die abgekühlten Erbsen unterrühren. Zum Schluß den Salat abschmecken.

# ERBSENSUPPE

**20 g Butter oder Margarine**
**200 g tiefgekühlte Erbsen**
**1/2 l Wasser**

**2 Knoblauchzehen**
**Bohnenkraut**
**1 Eßlöffel gehackte Petersilie**
**ev. etwas saure Sahne/Sauerrahm**

Die Erbsen mit Wasser und Butter weichkochen und den Knoblauch beigeben.
Dann die Suppe (ev. mit etwas saurer Sahne/Sauerrahm) mixen, würzen und mit gehackter Petersilie bestreut servieren.

# FELD-/VOGERLSALATTELLER

**200 g Feld-/Vogerlsalat**
**3 Möhren/Karotten**

**1 Kaffeelöffel feingehackte**
**Petersilie**

*Für die Marinade:*
**1/4 l Magerjoghurt**
**1 Eßlöffel Zitronensaft**
**1 zerdrückte Knoblauchzehe**

**1 kleine, feingehackte Zwiebel**
**ev. 1 Prise Zucker**
**etwas weißer Pfeffer**

Die geputzten, gewaschenen und abgetropften Salatblätter in eine Salatschüssel geben. Die geputzten Möhren/Karotten in dünne Scheiben oder Stifte schneiden, zum Salat geben und mit Petersilie bestreuen.

*Marinade:* Die Zutaten für die Marinade gut vermischen und über den Salat gießen.

# FORELLEN MIT GARTENKRESSE

**2 Forellen**
**30 g Butter**
**200 g Kresse**

**Saft einer Zitrone**
**1 gehackte Zwiebel**
**Alufolie**

Forellen ausnehmen oder auftauen, waschen und trocknen. Die Fische in Alufolie legen, mit Kresse und gehackter Zwiebel füllen, mit Zitronensaft beträufeln und bei 200° C 30 Minuten im Rohr braten.
Vor dem Servieren die Forellen mit Butter bestreichen.

# GEDÜNSTETE ERBSEN MIT MÖHREN/KAROTTEN

**1 kleines Paket Tiefkühlerbsen**
**500 g Möhren/Karotten**
**geriebene Muskatnuß**

**Petersilie**
**1/8 l saure Sahne/Sauerrahm**
**salzarme Gemüsebrühe**

Die Möhren/Karotten putzen, in Scheiben schneiden, mit den Erbsen in Wasser oder salzarmer Gemüsebrühe ca. 10 Minuten dünsten. Abseihen, mit geriebener Muskatnuß und Petersilie würzen und saure Sahne/Sauerrahm hinzufügen.

## GEFÜLLTE KARTOFFELN

| | |
|---|---|
| **4 mittelgroße Kartoffeln** | **1 gehackte Zwiebel** |
| **1 Ei** | **geriebene Muskatnuß** |
| **125 g Magerquark/-topfen** | **Pfeffer** |

Den Backofen auf 200° C vorheizen.

Kartoffeln gut waschen, in der Schale nicht zu weich kochen. Kartoffeln der Länge nach halbieren und bis auf ca. 5 mm Randstärke aushöhlen.

Die dabei anfallende Kartoffelmasse zerdrücken, mit Eigelb, Quark/Topfen, gehackter Zwiebel, Muskatnuß und Pfeffer vermischen.

Eiweiß steifschlagen, unter die Kartoffelmasse ziehen und diese in die ausgehöhlten Kartoffeln füllen.

Die Kartoffeln auf ein befettetes Backblech setzen, 20 Minuten backen, bis die Füllmasse aufgegangen und die Oberfläche goldbraun ist.

## GEFÜLLTER FISCH

| | |
|---|---|
| **500 g Seezungenfilet** | **1 Zwiebel** |
| **in dicke Scheiben geschnitten** | **2 Knoblauchzehen** |
| **Zitronensaft** | **ca. 1/8 l salzarme Brühe (Instant)** |
| **4 Eßlöffel Tomatenmark** | **20 g Butter oder Margarine** |
| **Paprikapulver** | **gehackte Petersilie** |

Fischfilets waschen, Taschen einschneiden, mit Zitronensaft beträufeln und mit Tomatenmark sowie Paprikap7lver einreiben.

Die Zwiebel in Würfel schneiden und in die Taschen füllen, mit Zahnstochern zustecken.

Eine feuerfeste Form mit Knoblauch einreiben und einfetten. Die gefüllten Fischfilets hineinlegen, mit salzarmer Brühe übergießen und Butter- oder Margarineflöckchen darauf verteilen.

Den Fisch im gut vorgeheizten Backofen bei 180° C ca. 30 Minuten gar werden lassen und vor dem Servieren mit frischer Petersilie bestreuen.

## GEMÜSEKARTOFFELN MIT MEERRETTICH/KREN

| | |
|---|---|
| **500 g Kartoffeln** | **1/2 kleiner Sellerie** |
| **20 g Butter oder Margarine** | **1/4 l salzarme Gemüsebrühe (Instant)** |
| **3 Möhren/Karotten** | **Meerrettich/Kren** |

Die Kartoffeln in Würfel schneiden. In Streifen geschnittene Möhren/Karotten und Sellerie in etwas Butter oder Margarine dämpfen, die Kartoffeln zugeben, kurze Zeit mitdämpfen.

Jetzt etwas salzarme Gemüsebrühe zugeben und das Gericht in 15 Minuten weichdämpfen. Dabei hie und da schütteln, damit das Gemüse nicht anbrennt. Mit geriebenem Meerrettich/Kren bestreut servieren.

## GEMÜSEQUARK/-TOPFEN

| | |
|---|---|
| **250 g Magerquark/-topfen** | **1 kleine Zwiebel** |
| **1/8 l saure Sahne/Sauerrahm** | **1/2 frische Salatgurke** |
| **Tomatenmark** | **2 Tomaten** |
| **edelsüßes Paprikapulver** | **1 Bund Radieschen** |
| **Pfeffer** | **1 Bund Schnittlauch** |

Den Quark/Topfen mit saurer Sahne/Sauerrahm, Tomatenmark und Paprikapulver cremig rühren und mit Pfeffer abschmecken.

Das Gemüse in kleine Würfel schneiden, den Schnittlauch fein hacken und alles unter die Quark-/Topfenmasse heben.

## GRÜNE BOHNEN/FISOLEN

| | |
|---|---|
| **500 g grüne Bohnen/Fisolen** | **Bohnenkraut** |
| **20 g Butter oder Margarine** | **Pfeffer** |
| **1 Zwiebel** | |

Die grünen Bohnen/Fisolen waschen und putzen. Die feingehackte Zwiebel in der Butter glasig dünsten, das Gemüse mit etwas Flüssigkeit dazugeben. Danach ca. 20 Minuten garen lassen und mit Bohnenkraut und Pfeffer würzen.

# GRÜNE BOHNEN/FISOLEN MIT KARTOFFELN

| | |
|---|---|
| **500 g grüne Bohnen/Fisolen** | **250 g Tomaten** |
| **1 große Zwiebel** | **20 g Butter oder Margarine** |
| **500 g Kartoffeln** | **1 Messerspitze Ingwer oder etwas Pfeffer und geriebene Muskatnuß** |

Grüne Bohnen/Fisolen waschen und putzen. Die feingehackte Zwiebel in Fett glasig dünsten. Tomaten kurz in heißes Wasser tauchen, schälen, in dicke Scheiben schneiden und zu der Zwiebel geben.

Danach die vorbereiteten grünen Bohnen/Fisolen untermischen und zuletzt die in Würfel geschnittenen Kartoffeln beifügen.

Das Gemüse mit wenig Wasser aufgießen, Ingwer (oder Pfeffer und Muskatnuß) beifügen und auf kleiner Flamme weichdünsten.

# GURKENBROT

| | |
|---|---|
| **salzarmes Brot (siehe Seite 122)** | **mit der Schale geschnitten** |
| **Salatgurkenscheiben,** | **kleine Dillzweige** |

*Für die Dillbutter:*

| | |
|---|---|
| **125 g Butter** | **ev. etwas Zitronensaft** |
| **2 Eßlöffel gehackter Dill** | |

*Dillbutter:* Sämtliche Zutaten zu einer streichfähigen Masse verrühren.

*Fertigstellung:* Die Brotscheiben mit der Dillbutter bestreichen, darauf dünne Gurkenscheiben häufen und mit einem kleinen Dillzweig garniert servieren.

## GURKENQUARK / -TOPFEN

1 Salatgurke
250 g Magerquark/-topfen
1/8 l Buttermilch
weißer Pfeffer
edelsüßes Paprikapulver

1 Eßlöffel Zitronensaft
3 Knoblauchzehen
je 1 Eßlöffel gehackte Petersilie,
Schnittlauch und Dill

Die Salatgurke schälen, halbieren und von den Kernen befreien, das Fruchtfleisch in etwa 1 Zentimeter dicke Streifen schneiden.
Den Quark/Topfen mit der Buttermilch cremig rühren und mit den Gewürzen
abschmecken.
Den Zitronensaft und die zerdrückten Knoblauchzehen unterrühren und die
Kräuter beigeben. Die Gurkenstreifen unter die Quark-/Topfenmasse rühren
und den Aufstrich kaltstellen.

## HAFERFLOCKEN - BANANEN - AUFLAUF

3/8 l Milch
2 Eßlöffel Honig
Vanillearoma oder -zucker
100 g Haferflocken
50 g gehackte Walnüsse oder Mandeln

1 Kaffeelöffel gewaschene Rosinen
4 in Scheiben geschnittene Bananen
Butter
ev. Fruchtsaft
ev. Schlagsahne/-obers
Fett für die Backform

Milch, Honig und Vanillearoma aufkochen.
Die Haferflocken in der heißen Flüssigkeit einige Minuten quellen lassen,
danach Walnüsse oder Mandeln und Rosinen untermischen.
Eine Auflaufform einfetten.
Abwechselnd eine Schicht Haferflocken und eine Schicht Bananen einfüllen,
zum Schluß eine Schicht Haferflocken. Butterflöckchen darauf verteilen und
den Auflauf im vorgeheizten Backofen bei Mittelhitze ca. 45 Minuten backen.
Dazu kann man noch Fruchtsaft oder Schlagsahne/-obers reichen.

## HIRSESUPPE MIT GEMÜSE

| | |
|---|---|
| **50 g Hirse** | **1 kleine Stange Lauch (50 g)** |
| **1 Zwiebel** | **125 g Weißkohl/-kraut** |
| **1 Knoblauchzehe** | **gehackte Petersilie** |
| **10 g Butter** | **weißer Pfeffer** |
| **1 Kaffeelöffel Öl** | **Kümmelpulver** |
| **1/2 l salzarme Gemüsebrühe (Instant)** | |

Hirse sehr heiß abspülen und abtropfen lassen.

Butter und Öl erhitzen, die feingehackte Zwiebel und die zerdrückte Knoblauchzehe darin glasig braten, danach Hirse zugeben und anrösten. Das Ganze mit salzarmer Gemüsebrühe aufgießen, aufkochen und 15 Minuten leicht kochen lassen.

Lauch in 1 Zentimeter breite Stücke, Weißkohl/-kraut in Streifen schneiden. Das Gemüse zur Hirse geben und etwa 10 Minuten garen.

Zum Schluß die Suppe würzen, abschmecken und mit Petersilie bestreut servieren.

## KARTOFFELLAIBCHEN

| | |
|---|---|
| **500 g große Kartoffeln** | **Öl zum Backen** |
| **2 Eier** | **geriebene Muskatnuß** |
| **wenig Milch** | **Backfett** |
| **100 g Magerquark/-topfen** | **gehackte Petersilie** |

Die Kartoffeln in der Schale kochen, schälen, reiben und mit Eiern, Milch, Quark/Topfen und geriebener Muskatnuß vermengen.

Flache, runde Laibchen formen und auf beiden Seiten goldgelb backen. Mit gehackter Petersilie bestreut servieren.

# KARTOFFELN

**500 g Kartoffeln**                    **2 Teelöffel Kümmel**

Die Kartoffeln in einem Kochtopf mit gut schließendem Deckel mit kaltem Wasser und Kümmel aufsetzen. (Das Wasser braucht die Kartoffeln nicht zu bedecken.) Danach 20—25 Minuten bei mittlerer Hitze kochen lassen.

Anschließend das Wasser sofort abgießen und die Kartoffeln im offenen Topf ca. 2 Minuten ausdampfen lassen, ein- bis zweimal schütteln, bis sie trocken sind. Die Kartoffeln entweder für die Weiterverarbeitung schälen oder in einer Schüssel mit Deckel servieren.

# KARTOFFELN IM SILBERMANTEL

**5 mittelgroße Kartoffeln**                    **Alufolie**

Die Kartoffeln gut waschen, mit einer Gabel mehrmals einstechen und in Alufolie einwickeln. Im Rohr etwa 40 Minuten backen. Danach die Kartoffeln kreuzweise durch die Folie einschneiden und durch seitlichen Druck das Kartoffelinnere etwas herausdrücken.

# KARTOFFELPÜREE MIT KRÄUTERN

**500 g Kartoffeln**                    **gemischte Gartenkräuter**
**1/8 l lauwarme Buttermilch**            **(z. B. Kresse, Petersilie und Dill)**
**etwas Muskat zum Abschmecken**

Die Kartoffeln kochen, noch heiß schälen und pürieren. Danach mit Buttermilch verrühren, abschmecken und die gehackten Gartenkräuter unterziehen.

# KARTOFFELSUPPE

| | |
|---|---|
| 1 kleine Zwiebel | 1/2 l salzarme Gemüsebrühe (Instant) |
| 20 g Butter oder Margarine | Kümmel |
| 2 größere, roh geschälte Kartoffeln | 1/8 l saure Sahne/Sauerrahm |
| 1 Möhre/Karotte | gehackte Petersilie |

Die Kartoffeln und die Möhre/Karotte reiben. Die gehackte Zwiebel in Butter oder Margarine dünsten, salzarme Gemüsebrühe, Kartoffeln, Möhre/Karotte und Kümmel zugeben und 1/4 Stunde kochen lassen.
Die Suppe mit etwas saurer Sahne/Sauerrahm verfeinern und mit gehackter Petersilie bestreuen.

# KARTOFFELSUPPE MIT ERBSEN

| | |
|---|---|
| 500 g Kartoffeln | 1 Zwiebel |
| 1 Lorbeerblatt | 200 g Erbsen |
| 3 Pfefferkörner | 1/8 l saure Sahne/Sauerrahm |
| 2 Neugewürzkörner | 20 g Butter oder Margarine |
| 1 l salzarme Gemüsebrühe (Instant) | 2 Eßlöffel gehackte Petersilie |
| oder Wasser | |

Kartoffeln schälen, waschen, in kleine Stücke schneiden und mit dem Lorbeerblatt, dem Pfeffer, den Gewürzkörnern und der salzarmen Gemüsebrühe bzw. dem Wasser zum Kochen bringen.
Die Zwiebel schälen, in Viertel schneiden und hinzufügen. Die Suppe 15 Minuten kochen lassen, dann die frischen oder tiefgekühlten Erbsen beigeben und weitere 20 Minuten kochen lassen.
Die Suppe ev. passieren, mit saurer Sahne/Sauerrahm und Butter oder Margarine verfeinern und mit reichlich gehackter Petersilie bestreuen.

## KNOBLAUCHBROT

**4 Knoblauchzehen**                          **20 g Butter**
**4 Scheiben salzarmes Brot (siehe Seite 122)**

2 Knoblauchzehen auspressen, 2 Knoblauchzehen blättrig schneiden.
Die Brotscheiben mit Butter bestreichen, die gepreßten Knoblauchzehen darauf verteilen und die Knoblauchstücke hineinstecken.
Die Knoblauchbrote im gut vorgeheizten Backrohr knusprig backen.

## KOPFSALAT MIT JOGHURT-KRÄUTER-DRESSING

**1 Kopfsalat**

*Für das Dressing:*
**1/4 l Magerjoghurt**                   **gemischte Kräuter (z. B. Dill,**
**3 Eßlöffel Zitronensaft**              **Petersilie, Schnittlauch, Kerbel**
**frisch gemahlener Pfeffer**           **oder Kresse, Borr3tsch oder**
**Paprikapulver**                           **Zitronenmelisse, Sauerampfer)**
**1 Zwiebel**

Kopfsalat waschen und in mundgerechte Stücke zerreißen.

*Dressing:* Joghurt mit Zitronensaft verrühren und pikant abschmecken. Die Zwiebel und die Kräuter fein hacken und dazugeben.
Den Kopfsalat kurz vor dem Servieren mit dem Dressing vermischen.

**TIP:** *Diese Sauce paßt zu allen Frischkostsalaten, aber auch zu Pellkartoffeln und Kartoffeln im Silbermantel.*

## KRÄUTERHIRSE

| | |
|---|---|
| 100 g Hirse | 1/2 l Wasser |
| 1 Eßlöffel Öl | 8-Kräuter-Tiefkühlmischung |

Die Hirse mit Wasser bedeckt einmal aufkochen lassen, abschäumen, in ein Sieb schütten und abtropfen lassen.

Öl in einem Topf erhitzen und die Hirse darin 3 Minuten unter Rühren anbraten. Wasser beigeben und die Hirse bei schwacher Hitze zugedeckt 20 Minuten ausquellen lassen.

Zuletzt die Kräuter hinzufügen.

## KRÄUTERKARTOFFELN MIT GEMÜSE

| | |
|---|---|
| 500 g Kartoffeln | 1 Bund Petersilie |
| 10 g Butter | ev. Rosmarin |
| etwas Öl | Pfeffer |

*Für das Gemüse:*

| | |
|---|---|
| 1 Bund Jungzwiebeln oder | 1 rote Zwiebel |
| 1 kleine Stange Lauch | Pfeffer |
| 1 kleine Rose Blumenkohl/Karfiol | 10 g Butter oder Margarine |

Kartoffeln kochen, schälen, mit einer Gabel grob zerdrücken und in wenig Butter und Öl goldbraun anrösten.

Ca. 10 Minuten vor dem Servieren ins Rohr stellen und aufwärmen. Vor dem Servieren mit frischgehackter Petersilie, eventuell Rosmarin und Pfeffer abmischen.

*Gemüse:* Blumenkohl/Karfiol putzen, waschen und in Wasser „bißfest" kochen. Jungzwiebeln bzw. Lauchstreifen und in Streifen geschnittene Zwiebel in Butter oder Margarine anschwitzen. Blumenkohl-/Karfiolröschen dazugeben, das Gemüse erwärmen und pfeffern.

# KRÄUTERQUARK / -TOPFEN

| | |
|---|---|
| **250 g Magerquark/-topfen** | **8-Kräuter-Tiefkühlmischung** |
| **1/4 l Magerjoghurt** | **Pfeffer** |
| **3 Eßlöffel Milch** | |

Alle Zutaten gut miteinander verrühren.

# KRÄUTERREIS

| | |
|---|---|
| **1 Tasse Naturreis** | **3 Nelken** |
| **2 Tassen Wasser** | **2 Eßlöffel Öl** |
| **1 Zwiebel** | **8-Kräuter-Tiefkühlmischung** |

Den Reis in Öl anrösten und das Wasser zugeben. Nelken in die geschälte Zwiebel stecken und mit dem Reis 25 Minuten (nach Erscheinen des 2. Ringes) im Schnellkochtopf garen. Die Kräutermischung unter den gedünsteten Reis mengen.

# KRESSEKARTOFFELN

| | |
|---|---|
| **500 g Kartoffeln, in der Schale gedämpft** | **1 Teelöffel frische Kresse,** |
| **20 g Butter oder Margarine** | **fein gehackt** |

Kartoffeln schälen und in Scheiben oder Würfel schneiden.
Butter oder Margarine in einer Pfanne leicht schmelzen, Kresse darin anschwitzen, Kartoffeln zugeben, würzen und alles gut durchmischen.

# KÜMMELKARTOFFELN

| | |
|---|---|
| **500 g Kartoffeln** | **2 Teelöffel Öl** |
| **Kümmel** | **Alufolie** |

Alufolie auf ein Backblech legen und mit Öl bestreichen. Kartoffeln gut waschen, der Länge nach halbieren und mit der Schnittfläche auf die Folie legen. Mit Kümmel bestreuen, bei 200° C im Backofen 30 Minuten garen.

# KÜMMELKARTOFFELN IM SILBERMANTEL

500 g Kartoffeln
20 g Butter oder Margarine
2 Teelöffel Kümmel

2 feingehackte Zwiebeln
gehackte Petersilie
Alufolie

Die Kartoffeln gut waschen, abbürsten und abtrocknen. Danach auf eine leicht befettete Alufolie legen, mit Kümmel und gehackter Zwiebel bestreuen und je ein Butter- oder Margarineflöckchen daraufsetzen.
Die Folie fest verschließen, aber nicht andrücken.
Die Kartoffeln im vorgeheizten Backofen garen und mit Petersilie bestreut servieren.

# LAUCHGEMÜSE

300 g Lauch
20 g Butter oder Margarine

1/8 l Kaffeesahne/-obers
Muskat

Lauch putzen und in Ringe schneiden. Butter oder Margarine in einer Pfanne schmelzen, die Lauchringe darin andünsten, Sahne/Obers zugießen und fünf Minuten schmoren lassen.
Vor dem Servieren das Gemüse mit Muskat abschmecken.

# LAUCHKARTOFFELN

1 Kaffeelöffel Öl
1 kleine Stange Lauch

500 g Kartoffeln
1/4 l salzarme Gemüsebouillon (Instant)

Öl in einer Pfanne erhitzen und den in Scheiben geschnittenen Lauch darin etwas anrösten lassen. Dann die rohen, geschälten und in Scheiben geschnittenen Kartoffeln dazugeben.
Schließlich die heiße, salzarme Gemüsebouillon zugießen und das Gemüse weichkochen lassen.

# LINSENGEMÜSE NATUR

| | |
|---|---|
| 2 Eßlöffel Öl | 1 Eßlöffel Tomatenmark |
| 300 g Linsen aus der Dose | Pfeffer |
| 1 Zwiebel | 1/2 l salzarme Gemüsebrühe |
| 1 Möhre/Karotte | 1 Knoblauchzehe |
| 1 kleine Stange Lauch | 1 Eßlöffel Essig |
| 2 kleine Kartoffeln | |

Zwiebel, Möhre/Karotte, Lauch und Kartoffeln kleinschneiden und in Öl anrösten. Tomatenmark beifügen und das Ganze mit Gemüsebrühe oder Wasser aufgießen. Linsen dazugeben, aufkochen lassen und würzen.
Nun ein Viertel der Linsen pürieren und damit das restliche Gemüse binden. Knoblauch fein hacken und beigeben, zum Schluß das Linsengemüse mit Essig abschmecken.

# LINSENSALAT

| | |
|---|---|
| 125 g Linsen | 1 Lorbeerblatt |
| 3/8 l Wasser | 4 Gewürznelken |
| 1 Zwiebel | |

*Für die Marinade:*

| | |
|---|---|
| 3 Eßlöffel Gewürz-, Kräuter- oder Apfelessig | 2 Möhren/Karotten |
| weißer Pfeffer | 125 g Tomaten |
| 1 kleine Zwiebel | 3 Eßlöffel Öl |

Die gewaschenen Linsen über Nacht im Wasser quellen lassen und am nächsten Tag im Quellwasser ca. 40 Minuten kochen.
Die Zwiebel schälen, mit den Nelken spicken und mit dem Lorbeerblatt zu den Linsen geben, mitkochen lassen.

*Marinade:* Essig und weißen Pfeffer mischen. Die Linsen abgießen und die Zwiebel herausnehmen. Linsen in eine Schüssel geben und noch warm mit der Marinade vermischen, ca. 20 Minuten ziehen lassen. Inzwischen die Zwiebel in dünne Ringe schneiden, Möhren/Karotten reiben, Tomaten in heißem Wasser einmal aufkochen, schälen und in kleine Stücke schneiden. Zum Schluß das Gemüse mit dem Öl unter die Linsen mischen.

## MAIS-GEMÜSE-TOPF

| | |
|---|---|
| 1 Eßlöffel Öl | 100 g grüne Bohnen/Fisolen |
| je 1 grüne und rote Paprikaschote | 125 g gelbe Maiskörner |
| 1 kleine Stange Lauch | Pfeffer |
| 100 g Möhren/Karotten | 1 Zwiebel |
| 1/4 l salzarme Gemüsebouillon (Instant) | 1 Eßlöffel Öl zum Zwiebelrösten |

Öl in einer Kasserolle erhitzen und die in Streifen geschnittenen Paprikaschoten und den in Ringe geschnittenen Lauch kurz darin anrösten. In Stifte geschnittene Möhren/Karotten dazugeben, das Ganze nochmals durchrösten und mit salzarmer Gemüsebouillon aufgießen.

Grüne Bohnen/Fisolen in 1 Zentimeter lange Stücke schneiden und zum Gemüse geben. Den Eintopf würzen und 10 Minuten leicht kochen, danach die Maiskörner dazugeben. Wenn nötig noch etwas salzarme Brühe oder Wasser zugießen und unter öfterem Umrühren weitere 10 Minuten kochen.

In der Zwischenzeit die Zwiebel in feine Ringe schneiden und in Öl hell anrösten.

Das Mais-Gemüse mit Zwiebelringen belegt servieren und als Beilage salzarmes Vollkorngebäck dazu reichen.

## MAISFLOCKENAUFLAUF

| | |
|---|---|
| 1/2 l Milch | abgeriebene Schale einer Zitrone |
| 100 g Maisflocken | 2 Eier |
| 40 g Butter oder Margarine | 2 Birnen |
| 2 Eßlöffel Honig | 1 Kaffeelöffel Rosinen |
| je 1/2 Päckchen Vanillezucker | etwas Fett für die Backform |
| und Backpulver | |

Maisflocken in die kochende Milch einlaufen lassen, den Topf vom Feuer nehmen, danach Butter oder Margarine, Honig, Vanillezucker, Backpulver, Zitronenschale und die Eier einrühren.

Den Maisteig in eine befettete, feuerfeste Form geben, mit in dünne Scheiben geschnittenen Birnenvierteln und Rosinen belegen und im vorgeheizten Backofen eine halbe Stunde bei 200° C backen.

## MAISGRIESSKLÖSSE / -KNÖDEL

**10 g Butter oder Margarine**
**120 g Maisgrieß**
**180 g Wasser**

**1 Eigelb**
**50 g saure Sahne/Sauerrahm**
**geriebene Muskatnuß**

Butter oder Margarine in einer Kasserolle schmelzen, Maisgrieß kurz darin anschwitzen und mit Wasser auffüllen. Einmal aufkochen und 15 Minuten auf kleiner Flamme ausdünsten lassen.
Danach etwas abkühlen lassen und Eiélb, saure Sahne/Sauerrahm und Muskatnuß untermischen.
Den Maisgrieß kurze Zeit rasten lassen, dann 4 Klöße/Knödel daraus formen. (Beim Formen mit nassen Händen arbeiten und die Masse gut pressen.) Die Klöße/Knödel 10 Minuten in brodelndem Wasser kochen.

## MAISGRIESS-SUPPE

**30 g Maisgrieß**
**1 Eigelb**
**Öl**
**3/4 l Wasser**

**250 g in Würfel geschnittenes Gemüse**
**Kümmel**
**Obstessig**

Maisgrieß in Öl hellbraun rösten und mit Wasser aufgießen. Nach dem Aufkochen das Gemüse beigeben, Kümmel hinzufügen und das Ganze 10 Minuten kochen lassen.
Zum Schluß die Suppe mit ein wenig Obstessig schwach säuern.

154

## MEERRETTICH - / KRENKARTOFFELN

| | |
|---|---|
| **500 g Kartoffeln** | **2 Teelöffel gehackte Petersilie** |
| **2 Eßlöffel geriebener Meerrettich/Kren** | **etwas Fett für die Backform** |
| **1/2 l Milch** | **1 Eßlöffel gehackte Petersilie** |
| **20 g Butter oder Margarine** | |

Kartoffeln schälen, in Scheiben schneiden und in eine befettete Form schichten, den Meerrettich/Kren darauf verteilen.

Die Butter oder Margarine in die kochende Milch geben, die Kartoffeln damit begießen und im Backofen bei Mittelhitze garen, dabei soll die Milch von den Kartoffeln vollständig aufgesaugt werden.

Die Kartoffeln mit Petersilie bestreut servieren.

## MÖHREN - / KAROTTENGEMÜSE

| | |
|---|---|
| **500 g Möhren/Karotten** | **1 Becher Joghurt** |
| **1 Knoblauchzehe** | **1/2 Teelöffel Kümmel** |
| **1 Eßlöffel Öl** | **gehackter Schnittlauch** |

Möhren/Karotten in 1/2 Zentimeter dicke Scheiben schneiden, in etwas Wasser bißfest dünsten und abseihen. Danach mit Knoblauch würzen, in Öl schwenken und anrichten.

Joghurt erwärmen und über das Gemüse geben, mit Kümmel und gehacktem Schnittlauch bestreut servieren.

## PAPRIKA - VITAMIN - BROT

| | |
|---|---|
| **100 g salzarmes Brot (siehe Seite 122)** | **1 Zwiebel** |
| **Frühlingsaufstrich (siehe Seite 123)** | **Paprikapulver** |
| **je 1 rote und grüne Paprikaschote** | |

Brotscheiben mit Frühlingsaufstrich bestreichen.

Die Paprikaschoten in dünne Ringe schneiden und damit das Brot belegen. In die Mitte gehackte Zwiebel und Paprikapulver streuen.

## PASSIERTE GEMÜSESUPPE

| | |
|---|---|
| 1 Petersilienwurzel | 20 g Butter oder Margarine |
| 2 Möhren/Karotten | 1/2 l salzarme Gemüsebouillon |
| 1 Stück Sellerie | (Instant) |
| 1 kleine Stange Lauch | 1 Eßlöffel saure Sahne/Sauerrahm |
| einige Wirsingkohlblätter | gehackter Schnittlauch |

Gemüse putzen, waschen und kleinschneiden. In Fett anrösten und mit salzarmer Gemüsebouillon aufgießen, 15 Minuten kochen lassen und danach im Mixer pürieren.
Saure Sahne/Sauerrahm mit Schnittlauch verrühren und zur Suppe servieren.

## PICHELSTEINER GEMÜSE

| | |
|---|---|
| 1 kleiner Kopf Wirsingkohl | 4 mittelgroße Kartoffeln |
| 1 kleiner Kopf Weißkohl/-kraut | 40 g Butter oder Margarine |
| 4 Möhren/Karotten | Pfeffer |
| 1 Kohlrübe | 1/2 l salzarme Gemüsebrühe (Instant) |
| 3 Tomaten | 1/8 l saure Sahne/Sauerrahm |
| 50 g grüne Bohnen/Fisolen | Meerrettich/Kren |
| 1 kleine Sellerieknolle | |

Gemüse putzen, in gleichmäßige Scheiben oder Stücke schneiden und gut durchmischen. In einer Kasserolle Butter oder Margarine zergehen lassen, das Gemüse dazugeben und mit salzarmer Gemüsebrühe aufgießen. Würzen und zugedeckt auf kleiner Flamme weichdünsten, von Zeit zu Zeit etwas schütteln und gegebenenfalls noch etwas Brühe nachgießen.
Zum Schluß saure Sahne/Sauerrahm und Meerrettich/Kren unterrühren.

## POCHIERTE EIER

| | |
|---|---|
| 2 Eier | Essigwasser |

Die beiden Eier nacheinander aufschlagen und in kochendes Essigwasser gleiten lassen, dabei das Eiweiß mit 2 Eßlöffeln um das Eigelb hüllen.
Die Eier 3—4 Minuten langsam kochen lassen, das Eiweiß sollte fest, das Eigelb noch weich sein.

## POLENTA MIT OBST

| | |
|---|---|
| 20 g Maisgrieß | Zimt |
| 1/2 l Wasser | abgeriebene Zitronenschale |
| 5 Eßlöffel Milch | 50 g Butter oder Margarine |
| 2 Eßlöffel Honig | 500 g Äpfel |
| Vanillearoma | 1 Kaffeelöffel Rosinen |

Maisgrieß in das Wasser einrühren und kochen lassen, bis eine dickliche Masse entsteht, danach Milch, Honig, Zitronenschale und Gewürze einrühren.

In einer Auflaufform Butter oder Margarine zergehen lassen, die Maisgrießmasse einfüllen und mit geschnittenen Äpfeln und Rosinen bestreuen (oder vermischen).

Die Polenta im heißen Backofen ca. 25 Minuten backen.

## POLENTASUPPE MIT ZUCCHINI

| | |
|---|---|
| 1 kleine Zwiebel, klein geschnitten | etwas Zucker |
| 10 g Butter oder Margarine | 1 Eßlöffel saure Sahne/Sauerrahm |
| 40 g Maisgrieß | Pfeffer |
| 1/4 l Milch | Bohnenkraut |
| 1/4 l Wasser | ev. frischer Dill zum Garnieren |
| 1 kleine Zucchini | |

Die Zwiebel in der Butter oder Margarine anschwitzen, den Maisgrieß beifügen, mit Milch und Wasser (vorher erhitzen!) aufgießen und ca. 10 Minuten köcheln lassen.

Inzwischen die Zucchini putzen, waschen, der Länge nach halbieren und in Scheiben schneiden. Die Hälfte der Zucchinischeiben mit wenig Wasser weichkochen und pürieren, saure Sahne/Sauerrahm untermengen und die restlichen Zucchinischeiben beifügen. Das Gemüse kurz kochen und nach Geschmack zukkern, pfeffern und Bohnenkraut beigeben.

Nun die Polentasuppe abschmecken, in Suppentellern anrichten und die Zucchini als Einlage geben. Vor dem Servieren mit saurer Sahne/Sauerrahm und frischen Kräutern, eventuell auch Dill, garnieren.

## QUARK - / TOPFENCREME

**250 g Magerquark/-topfen**
**1/8 l saure Sahne/Sauerrahm**

**2 Kaffeelöffel**
**feingehackter Schnittlauch**

Quark/Topfen mit saurer Sahne/Sauerrahm glattrühren und mit feingehacktem Schnittlauch vermischen.

## QUARK / TOPFEN MIT ÄPFELN UND NÜSSEN

**250 g Magerquark/-topfen**
**1/8 l saure Sahne/Sauerrahm**
**1 Eßlöffel zerdrückte grüne Pfefferkörner**

**1 kleingeschnittener, roter Apfel**
**(mit der Schale)**
**2 Kaffeelöffel gehackte Walnüsse**

*Zum Garnieren:*
**Apfelspalten**
**Nußkerne**

**in feine Streifen geschnittener Spinat**

Quark/Topfen mit saurer Sahne/Sauerrahm glattrühren, würzen und mit den Apfelscheiben und den Nüssen vermischen.
Die Creme in eine passende Schüssel füllen, glattstreichen und mit Spinatstreifen, Apfelspalten und Nußkernen garnieren.

## RADICCHIO - KOPF - SALAT

**1 Radicchiokopf**
**1 kleiner Kopfsalat**

**1 kleine Fenchelknolle**

*Für die Marinade:*
**3 Eßlöffel Öl**
**2 Eßlöffel Essig**
**1 Prise Zucker**

**2 Eßlöffel gehackte Kräuter**
**(z. B. Dill, Schnittlauch, Petersilie)**

Blattsalate waschen und in mundgerechte Stücke reißen, Fenchelknolle fein reiben.

*Marinade:* Alle Zutaten mit Ausnahme des Öls verrühren, 10 Minuten ziehen lassen, erst dann das Öl unterrühren und die Marinade über den Salat gießen.

## RADIESCHENBROT

**250 g Magerquark/-topfen**
**1/8 l Magerjoghurt**
**125 g roher, geriebener Sellerie**
**1 geriebener Apfel**
**Saft und Schale einer halben Zitrone**

**Radieschenscheiben**
**Schnittlauch**
**grobgemahlener Pfeffer**
**salzarmes Brot (siehe Seite 122)**

Quark/Topfen mit Joghurt schaumig rühren, geriebenen Sellerie und Apfel zugeben und mit Zitronensaft und Zitronenschale würzen.

Brotscheiben mit dem Aufstrich bestreichen, reichlich mit geschnittenen Radieschen und Schnittlauch belegen und mit Pfeffer bestreuen.

## REIS MIT KRÄUTERN DER PROVENCE

**100 g Naturreis**
**1 1/4 l salzarme Brühe (Instant)**
**300 g Champignons**
**20 g Butter oder Margarine**

**Kräuter der Provence**
**frisch gemahlener Pfeffer**
**1 feingehackte Zwiebel**
**1 Knoblauchzehe**

Den Reis in der salzarmen Brühe im Schnellkochtopf garkochen. Die Champignons in feine Scheiben schneiden und mit der gehackten Zwiebel in Butter oder Margarine dünsten, mit Pfeffer und etwas Knoblauch würzen.

Zum Schluß die Kräuter der Provence und die Pilze unter den Reis mischen.

# REISSALAT

| | |
|---|---|
| **150 g Naturreis** | **1 kleine Lauchstange** |
| **2 Zwiebeln** | **1 grüne Paprikaschote** |
| **Nelken** | **2 Tomaten** |
| **100 g Champignons** | **Salatblätter** |
| **etwas Öl** | **frische oder tiefgekühlte Kräuter** |
| **Zitronensaft** | |

*Für die Marinade:*

| | |
|---|---|
| **1/4 l Magerjoghurt** | **Pfeffer** |
| **1 Eßlöffel Öl** | **2 Eßlöffel Obstessig** |
| **Basilikum** | |

Naturreis mit einer mit Nelken gespickten Zwiebel in knapp der doppelten Menge Wasser kochen. Danach abkühlen lassen.

Champignons putzen, zerkleinern und mit einer feingehackten Zwiebel in etwas Öl andünsten, mit Zitronensaft beträufeln.

Lauch in Ringe und die Paprikaschoten in Streifen schneiden, die Tomaten achteln.

*Marinade:* Joghurt mit Öl, Basilikum, Pfeffer und Obstessig verrühren.

Die Marinade mit dem Gemüse locker unter den Reis mischen und gut durchziehen lassen.

Den Reissalat auf Salatblättern anrichten und mit Kräutern bestreut servieren.


# REISSUPPE

| | |
|---|---|
| **3/4 l salzarme Ge.üsebrühe (Instant)** | **50 g Naturreis** |
| **ev. etwas Milch oder** | **8-Kräuter-Tiefkühlmischung oder** |
| **süße Sahne/Schlagobers** | **frischer Schnittlauch, Kerbel oder Kresse** |
| **20 g Butter oder Margarine** | |

Den Reis in die kochende Gemüsebrühe geben und garkochen lassen. Butter oder Margarine hinzufügen, die Suppe abschmecken und nach Belieben mit etwas Milch oder süßer Sahne/Schlagobers verfeinern.

Erst vor dem Servieren mit gehackten Kräutern bestreuen.

# RETTICHBROT

| | |
|---|---|
| **200 g salzarmes Brot (siehe Seite 122)** | **grob gehackte Petersilie** |
| **Rettich** | **grob zerstoßener Pfeffer** |
| **Weinessig** | |

*Für die Hofmeisterbutter:*

| | |
|---|---|
| **60 g Butter** | **1/2 Knoblauchzehe** |
| **frisch gemahlener Pfeffer** | **Paprikapulver** |
| **Saft einer viertel Zitrone** | **1 Kaffeelöffel feingehackte Petersilie** |

*Hofmeisterbutter:* Sämtliche Zutaten zu einer streichfähigen Masse verrühren.

*Fertigstellung:* Die Brotscheiben mit der Hofmeisterbutter bestreichen und mit grob geraffeltem Rettich belegen. Darüber einige Spritzer Weinessig träufeln und die Brote mit gehackter Petersilie und Pfeffer bestreut servieren.

# ROHKOSTSALAT

| | |
|---|---|
| **200 g Möhren/Karotten** | **1 Eßlöffel grobgehackte Nüsse oder** |
| **200 g Sellerie** | **1 Eßlöffel gehackte Kräuter** |
| **200 g Äpfel** | **zum Garnieren** |

*Für die Marinade:*

| | |
|---|---|
| **1 Eßlöffel Öl** | **Pfeffer** |
| **1/8 l saure Sahne/Sauerrahm** | |

*Marinade:* Alle Zutaten für die Marinade verrühren.

*Salat:* Möhren/Karotten und Sellerie putzen, waschen und mit dem Apfel in die Marinade reiben.
Den Rohkostsalat mit Nüssen oder Kräutern bestreut servieren.

## ROSMARINKARTOFFELN

**750 g Kartoffeln**
**2 Knoblauchzehen**
**4 Eßlöffel Öl, ev. Olivenöl**

**1 Teelöffel Rosmarinnadeln**
**Alufolie**

Die gewaschenen Kartoffeln schälen und vierteln. Die Knoblauchzehen schälen, zerdrücken und mit Öl vermischen.

Ein Backblech mit Alufolie belegen und mit etwas Knoblauchöl bestreichen. Darauf die Kartoffeln verteilen, mit Rosmarin bestreuen und das restliche Knoblauchöl darüberträufeln.

Die Kartoffeln im vorgeheizten Backofen bei 250° C etwa 45 Minuten knusprig braun braten, dabei gelegentlich wenden.

## SCHLEMMERKARTOFFELN

**500 g Kartoffeln**
**1 Gläschen Kaviar**
**1/2 l Sauermilch**

**Pfeffer**
**Alufolie**

Die Kartoffeln in Alufolie einwickeln und im Backrohr ca. 50 Minuten garen. Wenn sie weich sind, eine Seite einschneiden und leicht auseinanderklappen. Danach die Kartoffeln mit je einem kleinen Eßlöffel Kaviar und cremig gerührter, gepfefferter Sauermilch füllen.

## SEEZUNGENFILETS

300 g Seezungenfilets
30 g Butter
1 feingeschnittene Zwiebel
2 Eßlöffel Weißwein
3 Eßlöffel süße Sahne/Schlagobers

einige Tropfen Zitronensaft
und Sojasauce
Petersilie
Schnittlauch

Die Seezungenfilets mit Zitronensaft und Sojasauce marinieren. Die Zwiebel
mit feingehackter Petersilie in der geschmolzenen Butter leicht ziehen lassen.
Marinierte Seezungenfilets darauflegen. Weißwein zugießen und den Fisch bei
schwacher Hitze ca. 2 Minuten zugedeckt ziehen lassen, bis er gar ist. Die Filets
vorsichtig wieder herausheben und warmhalten. Der Garflüssigkeit süße Sahne/
Schlagobers zugeben und leicht einkochen lassen, bis die Sauce sämig ist. Diese
danach durch ein Haarsieb passieren, über die Filets gießen und das Gericht mit
feingehacktem Schnittlauch bestreut servieren.

## SEEZUNGENFILETS IN MANDELSAUCE

4 Seezungenfilets
1 Eßlöffel Butter oder Margarine
2 Eßlöffel gehackte Mandeln
1 Glas trockener Weißwein

1/4 l Schlagsahne/-obers
etwas Zitronensaft
Pfeffer

Die Seezungenfilets mit Zitronensaft beträufeln und pfeffern. Danach beidseitig
in Butter oder Margarine anbraten und die Mandeln zugeben.
Den Fisch mit Weißwein ablöschen und die Sauce mit Schlagsahne/-obers sämig
rühren.

## SOJABOHNENSUPPE

| | |
|---|---|
| **100 g gelbe Sojabohnen,** | **4 Tomaten** |
| **eingeweicht und abgeseiht** | **einige Champignons** |
| **1 Zwiebel** | **Majoran** |
| **1 Knoblauchzehe** | **Thymian** |
| **1 Lorbeerblatt** | **Pfeffer** |
| **3 Möhren/Karotten** | **1 Eßlöffel gehackter Schnittlauch** |
| **1 Lauchstange** | **20 g Butter** |
| **1 kleines Stück Sellerie** | |

Die Sojabohnen mit heißem Wasser übergießen und ca. 10—12 Stunden stehen lassen. Danach im Druckkochtopf mit der Zwiebel, dem Lorbeerblatt und Knoblauch ca. 20 Minuten weichkochen.

Die Sojabohnen abseihen, die Flüssigkeit auffangen. Möhren/Karotten, Lauch, Sellerie, Tomaten und Champignons in gefällige Stückchen schneiden und in der aufgefangenen Flüssigkeit weichkochen. Zum Schluß die Sojabohnen wieder hinzufügen und alles zusammen nochmals aufkochen.

Mit Majoran, Thymian und Pfeffer würzen, mit Schnittlauch bestreuen und vor dem Servieren etwas Butter dazugeben.

## SOJAKEIMLINGSUPPE MIT DINKELGRIESS

| | |
|---|---|
| **25 g Dinkelgrieß** | **Liebstöckel** |
| **100 g grüne Sojakeimlinge** | **geriebene Mußkatnuß** |

Die Sojakeimlinge mit kaltem Wasser übergießen, zum Sieden bringen, ca. 4—5 Minuten kochen und danach abseihen. Den Dinkelgrieß mit etwas Wasser langsam einkochen, dann würzen und mit einer Handvoll feingehackter grüner Sojakeimlinge bestreuen.

## SOJASPROSSENSALAT

**100 g Sojasprossen**
**1 kleine Zwiebel**

**1 rote und 1 grüne Paprikaschote**

*Für die Marinade:*
**3 Eßlöffel Essig**
**2 Eßlöffel Öl**
**Sojasauce**

**Paprikapulver**
**1 Bund Petersilie**

Die Zwiebel kleinschneiden und die Paprikaschoten in feine Streifen schneiden. Die Sojasprossen waschen, blanchieren und abtropfen lassen.

*Marinade:* Aus den Zutaten eine Marinade zubereiten und mit dem vorbereiteten Gemüse vermischen. Vor dem Servieren mit gehackter Petersilie bestreuen.

## SPAGHETTI MIT KNOBLAUCH

**200 g Vollkornspaghetti**
**3 Knoblauchzehen**

**2 Eßlöffel Olivenöl**
**1 Bund gehackte Petersilie**

Spaghetti in Salzwasser al dente kochen. Die gehackten Knoblauchzehen in Öl anrösten, Nudeln und Petersilie dazugeben und gut durchmischen.

## SPINATAUFLAUF

**300 g Blattspinat**
**30 g Margarine**
**150 g salzarmes Brot (siehe Seite 122)**
**ev. etwas Milch**

**1 Ei**
**Pfeffer**
**geriebene Muskatnuß**

Den gewaschenen Spinat in Margarine weichdünsten, herausnehmen und fein hacken. Im verbliebenen Spinatsaft, eventuell mit etwas Milch aufgegossen, das Brot einweichen. Danach das Brot mit dem Eigelb unter den Spinat mischen und mit Pfeffer und Muskat würzen.
Zum Schluß das steifgeschlagene Eiweiß untermischen.
Den Auflauf in eine feuerfeste Form füllen und im Backofen bei Mittelhitze 30 Minuten backen.

# SPINATREIS

**250 g gekochter Vollreis**
**(= ca. 60 g roher Vollreis)**
**2 Eßlöffel Öl**
**250 g frischer Blattspinat**
**1 kleine, in Scheiben geschnittene**

**150 g Zucchini**
**2 zerdrückte Knoblauchzehen**
**1 Eßlöffel gehackte Petersilie**
**Pfeffer**

Den gekochten Naturreis abkühlen lassen. Den Spinat gründlich waschen und grob hacken.

Öl in einem Topf erhitzen, Zucchinischeiben darin 5 Minuten dünsten, Spinat zugeben und einige Minuten unter Rühren mitdünsten lassen.

Zum Schluß Petersilie und Knoblauch untermischen und mit Pfeffer würzen.

# SPINATSALAT MIT MÖHREN/KAROTTEN

**150 g Spinat**
**3 Möhren/Karotten**

**1 Eßlöffel feingehackte Petersilie**

*Für die Marinade:*
**1/4 l Magerjoghurt**
**1 Eßlöffel Zitronensaft**
**1 Kaffeelöffel Öl**
**1 kleine, feingehackte Zwiebel**

**1 zerdrückte Knoblauchzehe**
**etwas Pfeffer**
**ev. 1 Prise Zucker**

Spinat putzen, in kaltem Wasser gründlich waschen und auf einem Sieb abtropfen lassen. Die Blätter von den großen Stielen abzupfen und in eine Schüssel geben.

Die geputzten Möhren/Karotten in dünne Scheiben oder Stifte schneiden und zu den Spinatblättern geben.

*Marinade:* Joghurt mit Zitronensaft, Öl und eventuell einer Prise Zucker in einer Schüssel schaumig rühren, Zwiebel und Knoblauch dazugeben, mit Pfeffer abschmecken.

Danach die Marinade über Spinat und Möhren/Karotten gießen, den Salat gut durchmischen und sofort servieren.

# SPINATSUPPE

| | |
|---|---|
| 1 Zwiebel | 1/2 l salzarme Gemüsebrühe (Instant) |
| 20 g Margarine | Muskat |
| 20 g Vollweizenmehl | 1/4 l saure Sahne/Sauerrahm |
| 250 g roher (oder tiefgekühlter) Spinat | |

*Für die Suppeneinlage:*

| | |
|---|---|
| 2 Scheiben salzarmes Brot | 1 Knoblauchzehe |
| (siehe Seite 122) | 10 g Butter |

Die feingehackte Zwiebel in Margarine leicht anrösten. Mehl dazugeben, anschwitzen und mit salzarmer Gemüsebrühe aufgießen.

Frischen, geputzten Spinat fein hacken, die Hälfte davon in die Suppe mischen und 10 Minuten köcheln lassen. Danach mit Muskat und saurer Sahne/Sauerrahm abschmecken.

Vor dem Servieren die zurückbehaltene zweite Hälfte des Spinats roh untermischen und die Suppe sofort servieren.

*Suppeneinlage:* Vollkornbrotscheiben in Würfel schneiden, Butter mit zerdrückter Knoblauchzehe erwärmen und die Brotwürfel darin rösten.
Brotwürfel zur Suppe servieren.

# TOMATENSALAT

| | |
|---|---|
| 500 g Tomaten | 1 große Zwiebel |

*Für die Marinade:*

| | |
|---|---|
| 2 Eßlöffel Öl | weißer Pfeffer |
| 1 Eßlöffel Obstessig | 1 zerdrückte Knoblauchzehe |
| 1 Eßlöffel gehackter Schnittlauch | |

Die gewaschenen Tomaten in Scheiben, die geschälte Zwiebel in dünne Ringe schneiden und beides vermengen.

*Marinade:* Die Zutaten verrühren, über die Tomaten gießen und den Salat noch 15 Minuten stehen lassen.

## TOMATENSAUCE

| | |
|---|---|
| 1 Kaffeelöffel Öl | 1/8 l Wasser |
| 1 Zwiebel | 1/8 l saure Sahne/Sauerrahm |
| 4 Tomaten | Nelkenpulver |
| 1 Knoblauchzehe | Muskat |
| 1 kleine Packung Tiefkühl-Tomatenmark | ev. eine Prise Zucker |

Zwiebel und Knoblauch fein schneiden und in Öl andünsten, die geschälten und in Würfel geschnittenen Tomaten sowie das Tomatenmark beigeben.
Die Sauce mit Wasser aufgießen und kurz aufkochen. Danach würzen, mit saurer Sahne/Sauerrahm verrühren und bei geringer Hitze ziehen lassen.

## ÜBERBACKENE APFEL- UND BANANENSCHEIBEN

| | |
|---|---|
| 2 reife Bananen | 1 Ei |
| 2 Eßlöffel Preiselbeerkompott | 2 Äpfel |
| 2 Teelöffel Fruchtzucker oder Honig | 2 Eßlöffel gehackte Walnüsse |
| 1/8 l saure Sahne/Sauerrahm | 20 g Butter oder Margarine |
| 1 Kaffeelöffel Zitronensaft | |

Die Bananen schälen, eine davon in einer Schüssel mit einer Gabel zerdrücken, Preiselbeerkompott, Zucker, saure Sahne/Sauerrahm, Zitronensaft und Ei zugeben und alles gut verrühren.
Die andere Banane in Scheiben schneiden. Die geschälten Äpfel vom Kerngehäuse befreien und in dünne Scheiben schneiden.
Eine feuerfeste Form mit etwas Butter oder Margarine bestreichen. Apfel- und Bananenscheiben einfüllen, mit gehackten Walnüssen bestreuen und mit der Sauce übergießen.
Im vorgeheizten Backofen bei 220° C 15 Minuten backen, heiß servieren.

## VOLLKORNBANDNUDELN MIT SPINAT

**150 g Vollkornbandnudeln**                    **10 g Margarine**

*Für den Spinat:*
**20 g Butter oder Margarine**                  **1/16 l Wasser**
**1 Zwiebel**                                   **1 Kaffeelöffel Vollweizenmehl**
**2 Knoblauchzehen**                            **1/8 l saure Sahne/Sauerrahm**
**150 g tiefgekühlter Spinat**                  **Muskat**

Die Nudeln in Wasser kochen, abgießen, kalt abspülen und gut abtropfen lassen. Eine feuerfeste Form befetten, Nudeln darin verteilen.

*Spinat:* Zwiebel und Knoblauch schälen, fein hacken und in Fett hell anbraten. Wasser und Spinat zugeben, bei geringer Hitze auftauen lassen. Mehl und saure Sahne/Sauerrahm verrühren und dem Spinat beifügen. Das Ganze 5 Minuten leicht kochen lassen und mit Muskat abschmecken. Danach die Spinatmasse über die Nudeln verteilen und 10 Minuten im Backofen bei 200° C backen.

## VOLLKORNSPAGHETTI MIT GEMÜSESAUCE

**200 g Vollkornspaghetti**

*Für die Gemüsesauce:*
**1 in Scheiben geschnittene Möhre/Karotte**    **3 in Scheiben geschnittene Tomaten**
**4 Blumenkohl-/Karfiolröschen**                **1 Kaffeelöffel Vollweizenmehl**
**1 in Scheiben geschnittene Zucchini**         **1/4 l Wasser**
**100 g grüne Bohnen/Fisolen,**                 **Pfeffer**
**in kleine Stücke geschnitten**                **Oregano**
**20 g Butter oder Margarine**                  **1/8 l saure Sahne/Sauerrahm**
**100 g in Scheiben geschnittene Champignons**

Die Spaghetti in reichlich Wasser al dente kochen, abspülen und warm halten.

*Gemüsesauce:* Sämtliche Gemüse außer Champignons und Tomaten in wenig Wasser weichkochen, abgießen und warmhalten.
Butter oder Margarine in einer Pfanne schmelzen und die Champignons sowie die Tomaten darin 5 Minuten rösten. Danach das gekochte Gemüse hinzufügen. Wasser mit Mehl verrühren, aufkochen lassen, Gewürze hinzufügen und mit saurer Sahne/Sauerrahm zum Gemüse geben. Die Sauce gut durchrühren und mit den gekochten Vollkornspaghetti vermischen.

# DIE MINERALSALZ-ZUSAMMENSETZUNG DER EINZELNEN GERICHTE

Im folgenden sind für jedes einzelne Rezept die pro Person darin enthaltenen Mengen an Natrium (Na), Kalium (K), Kalzium (Ca) und Magnesium (Mg) angeführt.

Die Tabelle ist vor allem dann hilfreich, wenn man einmal ein anderes Rezept als das im Vier-Wochen-Plan vorgesehene verwenden möchte. Es sollte ungefähr die gleichen Mineralsalzwerte haben wie jenes im Vier-Wochen-Plan.

## Mineralsalzwerte der Brote und Kuchen

| Rezept | kcal | kJ | Na (g) | K (g) | Ca (g) | Mg (g) |
|---|---|---|---|---|---|---|
| Apfel-Hirse-Kuchen | 3245 | 13592 | 1,6 | 1,9 | 0,4 | 0,4 |
| Kartoffelbrot | 1800 | 7538 | 0,4 | 1,8 | 0,3 | 0,2 |
| Möhren/Karottentorte | 2487 | 10418 | 0,0 | 2,5 | 0,9 | 0,7 |
| Reiskuchen | 3492 | 14642 | 2,0 | 4,2 | 2,1 | 0,7 |
| Salzarmes Brot | 3407 | 14270 | 0,2 | 4,5 | 0,6 | 1,2 |

## Mineralsalzwerte der Frühstücksrezepte

| Rezept | kcal | kJ | Na (g) | K (g) | Ca (g) | Mg (g) |
|---|---|---|---|---|---|---|
| Bananen-Müsli | 310 | 1294 | 0,0 | 0,6 | 0,0 | 0,1 |
| Frischkostaufstrich | 541 | 2267 | 0,1 | 0,4 | 0,1 | 0,0 |
| Frühlingsaufstrich | 485 | 2029 | 0,4 | 0,4 | 0,2 | 0,0 |
| Guten-Morgen-Müsli | 513 | 2148 | 0,1 | 0,9 | 0,2 | 0,2 |
| Joghurt-Müsli | 1547 | 6438 | 1,3 | 4,1 | 3,0 | 0,4 |
| Meerrettich-/Krenaufstrich mit Apfel | 297 | 1240 | 0,2 | 0,3 | 0,1 | 0,0 |
| Möhren-/Karotten-Apfel-Frischkost auf Brot | 220 | 921 | 0,2 | 0,7 | 0,1 | 0,1 |
| Muntermacher-Müsli | 345 | 1443 | 0,1 | 0,5 | 0,2 | 0,1 |
| Müsli mit frischen Früchten | 319 | 1338 | 0,1 | 0,6 | 0,2 | 0,1 |
| Müsli mit Quark/Topfen | 681 | 2851 | 0,5 | 0,5 | 0,3 | 0,1 |
| Müsli „Morgenfrische" | 347 | 1452 | 0,1 | 0,6 | 0,2 | 0,1 |
| Quark-/Topfenaufstrich | 560 | 2340 | 0,5 | 0,3 | 0,2 | 0,0 |
| Radieschenaufstrich | 403 | 1684 | 0,4 | 0,5 | 0,2 | 0,0 |
| Schlemmermüsli | 305 | 1278 | 0,0 | 0,5 | 0,0 | 0,1 |
| Sojaaufstrich | 862 | 3610 | 0,1 | 1,2 | 0,2 | 0,2 |
| Süßer Getreidebrei | 285 | 1194 | 0,0 | 0,3 | 0,1 | 0,1 |
| Süßer Hirsebrei | 229 | 958 | 0,0 | 0,3 | 0,1 | 0,1 |
| Warmes Müsli | 288 | 1208 | 0,0 | 0,5 | 0,0 | 0,1 |
| Weizenkeimbrei | 275 | 1152 | 0,1 | 0,5 | 0,2 | 0,1 |

## Mineralsalzwerte der Rezepte für Zwischendurch

| Rezept | kcal | kJ | Na (g) | K (g) | Ca (g) | Mg (g) |
|---|---|---|---|---|---|---|
| Apfeljoghurt | 211 | 876 | 0,1 | 0,4 | 0,2 | 0,0 |
| Apfel-Milch-Cocktail | 160 | 670 | 0,1 | 0,3 | 0,2 | 0,0 |
| Bananenmix | 115 | 480 | 0,4 | 0,4 | 0,2 | 0,0 |
| Birnenmilch | 296 | 1247 | 0,1 | 0,5 | 0,3 | 0,0 |
| Buttermilch mit Apfelessig | 42 | 178 | 0,0 | 0,1 | 0,0 | 0,0 |
| Buttermilch mit Bananen | 142 | 601 | 0,2 | 0,6 | 0,4 | 0,1 |
| Buttermilch mit Honig und Zitronensaft | 85 | 357 | 0,0 | 0,1 | 0,1 | 0,0 |
| Buttermilch mit Möhren-/Karottensaft und Gurkenscheiben | 75 | 315 | 0,1 | 0,1 | 0,0 | 0,0 |
| Buttermilchschale | 173 | 729 | 0,2 | 0,5 | 0,3 | 0,1 |
| Grapefruitkefir | 164 | 689 | 0,1 | 0,4 | 0,2 | 0,0 |
| Gurkencocktail | 159 | 671 | 0,2 | 0,8 | 0,4 | 0,1 |
| Joghurt-Fruchtsaft-Drink | 165 | 690 | 0,1 | 0,3 | 0,2 | 0,0 |
| Joghurt mit Backpflaumen/Dörrzwetschken | 299 | 1248 | 0,1 | 0,7 | 0,3 | 0,0 |
| Joghurt mit Obst-Gemüse-Saft | 124 | 517 | 0,2 | 0,3 | 0,2 | 0,0 |
| Joghurt mit Tomatensaft | 74 | 306 | 0,4 | 0,5 | 0,0 | 0,0 |
| Kräuter-Buttermilch | 104 | 440 | 0,2 | 0,5 | 0,3 | 0,1 |
| Kressemix | 179 | 753 | 0,2 | 0,5 | 0,3 | 0,0 |
| Möhren-/Karotten-Buttermilch | 226 | 942 | 0,4 | 0,7 | 0,4 | 0,1 |
| Möhren-/Karotten-Bananen-Cocktail | 241 | 1010 | 0,2 | 0,9 | 0,3 | 0,1 |
| Möhren-/Karottenkefir | 201 | 837 | 0,0 | 0,6 | 0,1 | 0,1 |
| Möhren-/Karotten-Sellerie-Cocktail | 129 | 540 | 0,4 | 0,8 | 0,3 | 0,0 |
| Orangenmix | 286 | 1192 | 0,1 | 0,5 | 0,3 | 0,0 |
| Pikantes Kefir | 109 | 456 | 0,3 | 0,4 | 0,2 | 0,0 |
| Rote-Bete-/Rote-Rüben-Buttermilch | 201 | 844 | 0,4 | 0,5 | 0,3 | 0,1 |
| Tomatenbuttermilch | 73 | 307 | 0,5 | 0,6 | 0,2 | 0,0 |
| Zitronenquark/-topfen | 514 | 2149 | 0,4 | 0,2 | 0,1 | 0,0 |

## Mineralsalzwerte der Rezepte für Mittags- und Abendgerichte

| Rezept | kcal | kJ | Na (g) | K (g) | Ca (g) | Mg (g) |
|---|---|---|---|---|---|---|
| Bouillonkartoffeln | 282 | 1185 | 0,0 | 1,6 | 0,1 | 0,1 |
| Bunter Reis | 303 | 1265 | 0,1 | 0,8 | 0,1 | 0,1 |
| Champignonreis | 183 | 770 | 0,0 | 0,6 | 0,0 | 0,1 |
| Einfache Kräuterkartoffeln vom Grill | 337 | 1412 | 0,0 | 0,8 | 0,1 | 0,1 |
| Erbsensalat | 419 | 1753 | 0,1 | 0,8 | 0,2 | 0,1 |
| Erbsensuppe | 207 | 866 | 0,0 | 0,4 | 0,0 | 0,0 |
| Feld-/Vogerlsalatteller | 236 | 988 | 0,2 | 1,1 | 0,3 | 0,1 |
| Forellen mit Gartenkresse | 305 | 1275 | 0,1 | 0,9 | 0,1 | 0,1 |
| Gedünstete Erbsen mit Möhren/Karotten | 173 | 722 | 0,2 | 0,8 | 0,2 | 0,1 |
| Gefüllte Kartoffeln | 537 | 2253 | 0,4 | 1,4 | 0,2 | 0,1 |
| Gemüsekartoffeln mit Meerrettich/Kren | 353 | 1481 | 0,2 | 1,8 | 0,1 | 0,1 |
| Gemüsequark/-topfen | 251 | 1052 | 0,1 | 0,6 | 0,2 | 0,0 |
| Gurkenbrot | 516 | 2162 | 0,0 | 0,2 | 0,0 | 0,0 |
| Gurkenquark | 232 | 978 | 0,1 | 1,1 | 0,3 | 0,1 |
| Grüne Bohnen/Fisolen mit Kartoffeln | 152 | 633 | 0,0 | 0,6 | 0,1 | 0,1 |
| Haferflocken-Bananen-Auflauf | 345 | 1449 | 0,0 | 0,6 | 0,0 | 0,1 |
| Hirsesuppe mit Gemüse | 198 | 831 | 0,0 | 0,3 | 0,1 | 0,0 |
| Kartoffellaibchen | 519 | 2178 | 0,3 | 1,4 | 0,2 | 0,1 |
| Kartoffeln | 226 | 949 | 0,0 | 1,2 | 0,1 | 0,1 |
| Kartoffeln im Silbermantel | 249 | 1047 | 0,0 | 1,3 | 0,0 | 0,1 |
| Kartoffeln mit grünen Bohnen/Fisolen | 393 | 1643 | 0,0 | 2,1 | 0,2 | 0,1 |
| Kartoffelpüree mit Kräutern | 245 | 1031 | 0,1 | 1,3 | 0,2 | 0,1 |
| Kartoffelsuppe | 334 | 1397 | 0,1 | 0,7 | 0,1 | 0,0 |
| Kartoffelsuppe mit Erbsen | 512 | 2147 | 0,1 | 1,7 | 0,2 | 0,1 |
| Knoblauchbrot | 301 | 1261 | 0,5 | 0,3 | 0,0 | 0,1 |
| Kopfsalat | 50 | 211 | 0,0 | 0,1 | 0,0 | 0,0 |
| Kräuterhirse | 227 | 949 | 0,0 | 0,2 | 0,1 | 0,1 |
| Kräuterkartoffeln mit Gemüse | 312 | 1311 | 0,0 | 1,7 | 0,1 | 0,1 |
| Kräuterquark/-topfen | 201 | 841 | 0,1 | 0,4 | 0,3 | 0,0 |
| Kräuterreis | 243 | 1020 | 0,0 | 0,5 | 0,1 | 0,0 |
| Kressekartoffeln | 286 | 1201 | 0,0 | 1,1 | 0,0 | 0,1 |
| Kümmelkartoffeln | 257 | 1082 | 0,0 | 1,1 | 0,0 | 0,1 |
| Kümmelkartoffeln im Silbermantel | 380 | 1595 | 0,0 | 1,2 | 0,1 | 0,1 |
| Lauchgemüse | 217 | 910 | 0,0 | 0,4 | 0,1 | 0,0 |
| Lauchkartoffeln | 319 | 1339 | 0,0 | 1,2 | 0,1 | 0,1 |
| Linsengemüse, natur | 450 | 1884 | 0,5 | 1,5 | 0,1 | 0,1 |
| Linsensalat | 408 | 1708 | 0,1 | 1,0 | 0,1 | 0,1 |
| Maisflockenauflauf | 974 | 4084 | 0,4 | 1,0 | 0,4 | 0,1 |
| Mais-Gemüse-Topf | 495 | 2075 | 0,1 | 0,9 | 0,1 | 0,1 |
| Maisgrießklöße/-knödel | 402 | 1682 | 0,0 | 0,2 | 0,1 | 0,0 |
| Maisgrießsuppe | 119 | 499 | 0,0 | 0,5 | 0,1 | 0,0 |
| Meerrettich-/Krenkartoffeln | 456 | 1919 | 0,1 | 1,6 | 0,3 | 0,1 |
| Möhren-/Karottengemüse | 202 | 844 | 0,2 | 0,7 | 0,2 | 0,0 |

## Die Mineralsalzwerte der Rezepte für Mittags- und Abendgerichte

| Rezept | kcal | kJ | Na (g) | K (g) | Ca (g) | Mg (g) |
|---|---|---|---|---|---|---|
| Paprika-Vitamin-Brot | 204 | 854 | 0,1 | 0,4 | 0,2 | 0,0 |
| Passierte Gemüsesuppe | 158 | 663 | 0,1 | 0,7 | 0,2 | 0,0 |
| Pichelsteiner Gemüsetopf | 471 | 1972 | 0,2 | 2,0 | 0,4 | 0,1 |
| Polenta mit Obst | 337 | 1417 | 0,0 | 0,2 | 0,0 | 0,0 |
| Polentasuppe mit Zucchini | 174 | 730 | 0,0 | 0,2 | 0,0 | 0,0 |
| Quark mit Äpfel und Nüssen | 262 | 1097 | 0,1 | 0,3 | 0,2 | 0,0 |
| Radicchio-Kopf-Salat | 168 | 702 | 0,0 | 0,4 | 0,1 | 0,0 |
| Radieschenbrot | 310 | 1300 | 0,2 | 0,7 | 0,3 | 0,0 |
| Reis mit Kräutern der Provence | 183 | 770 | 0,0 | 0,7 | 0,1 | 0,1 |
| Reissalat | 252 | 1054 | 0,1 | 0,6 | 0,2 | 0,1 |
| Reissuppe | 236 | 986 | 0,0 | 0,2 | 0,1 | 0,0 |
| Rettichbrot mit Hofmeisterbutter | 241 | 1010 | 0,0 | 0,2 | 0,0 | 0,0 |
| Rohkostsalat | 286 | 1196 | 0,2 | 1,0 | 0,2 | 0,1 |
| Rosmarin-Kartoffeln | 411 | 1728 | 0,0 | 1,7 | 0,0 | 0,1 |
| Schlemmerkartoffeln | 408 | 1709 | 0,6 | 1,5 | 0,3 | 0,1 |
| Seezungenfilets | 428 | 1794 | 0,1 | 0,2 | 0,1 | 0,0 |
| Seezungenfilets in Mandelsauce | 1076 | 4509 | 0,1 | 0,5 | 0,2 | 0,1 |
| Sojabohnensuppe | 659 | 2760 | 0,2 | 1,9 | 0,6 | 0,1 |
| Sojakeimlingsuppe mit Dinkelgrieß | 52 | 219 | 0,0 | 0,2 | 0,0 | 0,0 |
| Sojasprossensalat | 134 | 560 | 0,1 | 0,2 | 0,0 | 0,0 |
| Spaghetti mit Knoblauch | 463 | 1940 | 0,4 | 0,5 | 0,1 | 0,1 |
| Spinatauflauf | 568 | 2377 | 0,8 | 1,1 | 0,3 | 0,1 |
| Spinatreis mit pochiertem Ei | 384 | 1607 | 0,4 | 1,1 | 0,2 | 0,1 |
| Spinatsalat mit Möhren/Karotten | 169 | 704 | 0,2 | 1,0 | 0,3 | 0,1 |
| Spinatsuppe | 301 | 1259 | 0,1 | 0,9 | 0,2 | 0,1 |
| Tomatensalat | 188 | 784 | 0,0 | 1,0 | 0,1 | 0,1 |
| Tomatensauce | 156 | 651 | 0,0 | 0,2 | 0,0 | 0,0 |
| Überbackene Apfel- und Bananenscheiben | 628 | 2627 | 0,2 | 1,1 | 0,1 | 0,1 |
| Vollkornbandnudeln mit Spinat | 658 | 2753 | 0,2 | 1,0 | 0,4 | 0,1 |
| Vollkornspaghetti mit Gemüsesauce | 331 | 1383 | 0,2 | 1,0 | 0,2 | 0,1 |

# LITERATUR

*Feichtinger, W., Ch. Kurt:* Frauensache. Verlag Orac, 1989.

*Hartmann, M., G. Lewinski:* Untersuchungen über die Geschlechtsbestimmungen und Geschlechtsumwandlung von Ophryotroca puerillis II. Versuche über die Wirkung von Kalium, Magnesium und Kupfer. Zool. Jahrb. 58, 551—574, 1938.

*Herbst, C.:* Untersuchungen zur Bestimmung des Geschlechts II. Die Abhängigkeit des Geschlechts vom Kaliumgehalt des umgebenden Mediums bei Bonellia viridis. Roux Arch. F. Entwicklungsmech. 132, 578, 1935.

*Hytten, F. E.:* Boys and girls. Brit. J. OB/GYN 89, 97—99, 1982.

*Papa, F., R. Henrion, G. Bréart:* Sélection préconceptionelle du sexe par la méthode ionique. Régime alimentaire. Résultats d'une étude clinique prospective de 2 ans. J. Gyn. Obst. Repr. 12, 415—422, 1983.

Sternstunden der Medizin — Heilkunde im Wandel der Zeit. Andreas & Andreas Verlagsbuchhandel, Salzburg, 1984.

*Stolkowski, J.:* Influence possible de la nutrition minérale sur la répartition des sexes chez la vache: une enquête rétrospective. C. R. Acad. Sc. Paris, Sér. D., 1059—1062, 1967.

*Stolkowski, J., M. Lefevre:* Essais de contrôle du sexe chez les bovins, sous l'influence de la nutrition minérale. Recueil de médecine vétérinaire, 153, 33—40, 1977.

*Stolkowski, J., J. Lorrain:* Preconceptional selection of fetal sex. Int. J. Gynaecol. 18, 440—443, 1980.

*Westoff, Ch. F., R. R. Rindfuss:* Sex Preselection in the United States: Some Implications. Science 184, 633—636.

*Zarutskie, P. W., Ch. H. Muller, M. Magone, M. R. Soules:* The clinical relevance of sex selection techniques. Fertil. & Steril. 52, 891, 1989